TRAVAIL DE LABORATOIRE DE MICROBIOLOGIE
DE LA FACULTÉ DE MÉDECINE DE MONTPELLIER
Professeur Rodet

# CONTRIBUTION A L'ÉTUDE EXPÉRIMENTALE

DE

# LA SÉROTHÉRAPIE

## DE LA FIÈVRE TYPHOÏDE

EXPÉRIENCES SUR LA PROPRIÉTÉ PRÉVENTIVE DU SÉRUM
ET DE CERTAINS TISSUS DES ANIMAUX IMMUNISÉS
A L'ÉGARD DU BACILLE D'ÉBERTH ET DU BACILLUS COLI

PAR

## Albert LAGRIFFOUL

DOCTEUR EN MÉDECINE

LICENCIÉ ÈS-SCIENCES
PRÉPARATEUR DE L'INSTITUT BOUISSON-BERTRAND
Institut Pasteur de Montpellier

MONTPELLIER
IMPRIMERIE Gustave FIRMIN et MONTANE
Rue Ferdinand-Fabre et quai du Verdanson
—
1900

TRAVAIL DU LABORATOIRE DE MICROBIOLOGIE
DE LA FACULTÉ DE MÉDECINE DE MONTPELLIER
PROFESSEUR RODET

# CONTRIBUTION A L'ÉTUDE EXPÉRIMENTALE

DE

# LA SÉROTHÉRAPIE

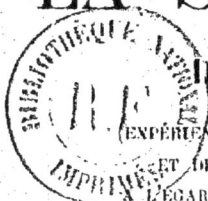

## DE LA FIÈVRE TYPHOÏDE

(EXPÉRIENCES SUR LA PROPRIÉTÉ PRÉVENTIVE DU SÉRUM
ET DE CERTAINS TISSUS DES ANIMAUX IMMUNISÉS
A L'ÉGARD DU BACILLE D'ÉBERTH ET DU BACILLUS COLI)

PAR

## Albert LAGRIFFOUL

DOCTEUR EN MÉDECINE

LICENCIÉ ÈS-SCIENCES
PRÉPARATEUR DE L'INSTITUT BOUISSON-BERTRAND
(Institut Pasteur de Montpellier)

MONTPELLIER
IMPRIMERIE GUSTAVE FIRMIN ET MONTANE
Rue Ferdinand-Fabre et quai du Verdanson
—
1900

A MES PARENTS

A MES AMIS

# AVANT-PROPOS

Les recherches expérimentales que nous publions dans notre thèse ont été faites au Laboratoire de microbiologie de la Faculté de médecine de Montpellier, sous la direction de M. le professeur Rodet. Leur objet a été l'étude des propriétés du sérum des animaux immunisés contre le bacille d'Eberth et le bacille coli.

Les très nombreuses expériences que nous avons faites sur le pouvoir agglutinatif ont été déjà l'objet de plusieurs communications à diverses sociétés savantes, de la part de notre Maître, M. le professeur Rodet. Aussi avons-nous été très bref pour tout ce qui concernait cette propriété agglutinative, et n'en avons-nous parlé qu'incidemment et seulement quand l'occasion s'en offrait à nous.

Nous avons divisé notre travail en deux parties : La première partie est consacrée à l'historique de la question. Comme, à notre connaissance du moins, il n'existait pas encore de travail d'ensemble sur ce sujet, nous avons pensé qu'il ne serait peut-être pas inutile d'en essayer l'esquisse ; c'est ce qui explique le développement que nous lui avons donné ; nous avons cru bon également d'étudier dans des chapitres spéciaux les essais de sérothérapie antityphique ou colibacillaire chez l'homme, ne serait-ce que pour montrer le peu d'essais qui ont encore été faits dans cette voie.

La seconde partie de notre travail est consacrée à nos recherches expérimentales. Les expériences que nous publions sur ce sujet sont encore inédites (sauf celles de 1896). Nous avons immunisé des animaux d'espèces différentes en assez grand nombre, en variant nos modes d'immunisation, dans le but de voir, si possible, quel serait le plus favorable.

Nous avons immunisé des animaux non seulement contre le bacille d'Eberth, mais aussi contre le bacille coli, d'après la théorie si séduisante de MM. Rodet et Gabriel Roux, sur les rapports qui existent entre ces deux bacilles.

Nous avons fait l'épreuve de nos sérums, en employant presque toujours l'infection sous-cutanée et l'infection intra-veineuse, à l'encontre de la plupart des auteurs, qui emploient le plus souvent l'infection par la voie péritonéale.

Nous avons éprouvé le sérum des animaux immunisés contre le bacille d'Eberth non seulement à l'égard de l'infection par le bacille d'Eberth, mais aussi à l'égard de l'infection par le bacille coli. De même, nous avons éprouvé le sérum des animaux immunisés contre le bacillus coli non seulement à l'égard du bacille coli, mais aussi à l'égard du bacille d'Eberth.

Nous avons enfin expérimenté non seulement avec le sérum, mais encore avec les extraits d'organes des animaux immunisés, les expériences de cet ordre étant encore en très petit nombre dans la science.

Dans un chapitre terminal, nous émettons quelques idées pour expliquer les faits que nous avons observés dans le courant de nos diverses expériences. Ces idées ne sont pas pour nous des dogmes, mais de simples hypothèses par lesquelles nous avons essayé de rendre compte des faits ; simples hypothèses, disons-nous, sujettes, comme toutes les hypothèses, à la critique ; mais, malgré sa destinée si souvent éphémère, l'hypothèse n'est-elle pas nécessaire à la marche en avant de la science, en venant susciter les nouvelles expériences qui, précisément, la confirment ou la renversent ? La simple constatation des résultats n'est-elle pas du reste un peu aride et dépourvue d'intérêt, si l'esprit ne s'ingénie à découvrir les causes des faits observés ?

Dans cette question si complexe et encore si controversée de la sérothérapie de la fièvre typhoïde, nous n'avons pas la prétention d'avoir fait jaillir l'éclatante lumière ; l'obscurité était encore trop grande. Nous serions trop heureux si la modeste pierre que nous apportons aujourd'hui pouvait être de quelque utilité à d'autres pour la construction de l'édifice.

Pour toutes ces expériences, dont le début remonte déjà à plus de trois ans, et pour la rédaction de notre travail, M. le professeur Rodet n'a cessé de nous prodiguer les plus excellents conseils. Depuis plus de trois ans que nous avons l'honneur d'être son préparateur, son intérêt pour nous ne s'est jamais démenti. Il fut notre premier guide dans cette science microbiologique, si captivante, si fertile déjà en résultats utiles, si pleine de promesses pour l'avenir, et de guide, nous n'aurions pu en avoir de meilleur ni pour l'esprit, ni pour le cœur. Aussi notre reconnaissance lui est-elle depuis longtemps acquise. Nous sommes heureux de l'occasion qui se présente à nous de la lui exprimer publiquement.

Nos remerciements iront aussi aux divers chefs de service de l'Institut Bouisson-Bertrand, qui nous ont toujours témoigné le plus bienveillant intérêt : M. le professeur-agrégé Moitessier, M. le professeur-agrégé Galavielle, qui fut pour nous plus un ami qu'un maître, et qui, en maintes circonstances, nous a montré tout l'intérêt qu'il nous portait ; M. le docteur Poujol, chef du service sérothérapique, dont les savants conseils techniques ne nous ont jamais fait défaut.

Nous avons aussi contracté une lourde dette de reconnaissance envers nos Maîtres dans les hôpitaux.

Dès le début de nos études médicales, M. le professeur Carrieu a bien voulu s'intéresser à nous. Toutes nos connaissances cliniques, c'est en majeure partie à lui que nous les devons. Toujours préoccupé d'associer dans une juste mesure les ressources et l'expérimentation du laboratoire aux finesses de l'analyse clinique, il nous a montré ce que devait être la véritable clinique, un mélange harmonieux de science et d'art. Notre dette de reconnaissance envers lui n'a fait que s'accroître, quand, mettant le comble à ses bontés pour nous, il a bien voulu nous accepter pour remplir les fonctions de chef de clinique intérimaire, en l'absence de notre ami le docteur Pelon, auquel nous sommes également heureux d'adresser ici nos meilleurs remerciements.

Dans ses magistrales leçons cliniques, qui ont enrichi la neuro-pathologie de faits si nouveaux, M. le professeur Grasset a produit sur nous la plus vive impression. Nous n'avons su ce qu'il fallait admirer le plus en lui, de la rigueur de la logique, ou du charme de l'exposition. Que ce maître éminent veuille bien accepter ici le faible hommage de notre admiration pour lui.

Une dette de reconnaissance, nous en avons contracté aussi envers tous nos Maîtres de la Faculté.

M. le professeur Ducamp nous a témoigné toujours le plus bienveillant intérêt depuis le début de nos études médicales. Qu'il soit bien assuré que nous ne l'oublierons pas.

Que M. le professeur-agrégé Delezenne veuille bien accepter ici l'hommage de notre vive sympathie. Ses nombreux travaux, qui touchent de si près à la microbiologie, et viennent nous donner des aperçus nouveaux sur les phénomènes les plus intimes du mécanisme de l'immunité, nous ont vivement intéressé. Plus d'une fois, quand il s'agissait pour nous d'interprétations délicates, nous avons eu recours à sa science, qu'il a toujours mise à notre disposition avec la plus entière bonne grâce.

Nous ne saurions trop remercier MM. les professeurs Bosc et Granel de toutes les sympathies qu'ils nous ont témoignées.

Que M. le professeur Vialleton veuille bien accepter aussi l'hommage de notre reconnaissance, ainsi que M. le professeur-agrégé Rauzier.

Enfin, nous n'aurions garde d'oublier nos Maîtres de la Faculté des Sciences, qui, les premiers, nous initièrent à l'étude des sciences biologiques et nous apprirent à les aimer. Nous avons nommé MM. les professeurs Sabatier, Flahault et Delage, dont nous avons conservé le meilleur souvenir.

# CONTRIBUTION A L'ÉTUDE EXPÉRIMENTALE

DE

# LA SÉROTHÉRAPIE

## DE LA FIÈVRE TYPHOÏDE

---

## PREMIÈRE PARTIE

### HISTORIQUE

---

### CHAPITRE PREMIER

#### APERÇU RAPIDE SUR L'HISTOIRE DE LA SÉROTHÉRAPIE EN GÉNÉRAL

Le génie de Pasteur a ouvert une ère nouvelle pour la thérapeutique des maladies infectieuses.

La médecine traditionnelle, œuvre du passé, avait bien pu décrire l'histoire naturelle des maladies, faire l'étude de leurs symptômes et de leurs lésions, mais elle ignorait leurs causes ; aussi sa thérapeutique était-elle basée le plus souvent sur l'empirisme.

En 1857, Pasteur communiquait à l'Académie des Sciences ses travaux sur la fermentation lactique et établissait que cette fermentation est corrélative de la vie d'êtres microscopiques. On peut dire qu'une science et une doctrine nouvelles venaient de naître en médecine; c'était la science des infiniment petits, la microbiologie.

Au milieu de l'enthousiasme des premières révélations, l'étude de l'organisme, qui jusqu'alors avait seule préoccupé les esprits, fut un peu délaissée.

Avant, l'organisme était tout; il ne fut plus rien ou pas grand'chose.

C'est au professeur Bouchard que revient le très grand honneur d'avoir conduit les bactériologistes à un retour vers l'étude de l'organisme. L'importance de cette étude, affirmée autrefois dans l'ancienne doctrine de Montpellier, il la met en pleine lumière, dans son enseignement, en 1880, c'est-à-dire, en plein triomphe des théories bactériennes.

La microbiologie entra dès lors dans une phase nouvelle; en face du microbe pathogène, on plaça l'organisme qui lutte et qui se défend. Alors on chercha les moyens de défense de cet organisme; alors on essaya de formuler les conditions de l'immunité acquise; alors on étudia les propriétés bactéricides des humeurs: c'était l'aurore de la sérothérapie, c'est-à-dire de cette méthode thérapeutique qui s'efforce de créer chez l'individu sain (action préventive) ou déjà malade (action curative), une immunité passive, en lui injectant du sérum d'un animal hypervacciné contre la même infection.

La première indication de l'aptitude du sang à communiquer l'immunité se trouve dans l'observation de Chauveau (1880), qui montra que les agneaux nés d'une brebis charbonneuse pouvaient être réfractaires au charbon, indépendamment du passage des bacilles dans le placenta.

Le premier essai de la méthode semble appartenir à Rondeau, qui, dès 1884, essaya de traiter un mouton, inoculé du charbon en lui injectant du sang de chien ; l'animal ayant succombé, l'auteur ne publia cette expérience que plus tard, à la suite des communications de MM. Richet et Héricourt. C'est donc à ces auteurs que revient le mérite de la découverte de l'hémothérapie.

Dans deux notes présentées à l'Académie des Sciences, le 29 octobre (1) et le 5 novembre (2) 1888, MM. Richet et Héricourt annoncent qu'ils ont pu préserver des lapins contre l'infection par le *staphylococcus pyosepticus*, en leur transfusant dans le péritoine, trente-six heures avant l'inoculation du microbe, 30 à 35 grammes de sang d'un chien guéri de cette maladie et devenu réfractaire.

Le 2 mars 1889 (3), Richet et Héricourt, qui s'étaient déjà attaqués à un autre sujet, annoncent à la Société de biologie qu'ils ont transfusé du sang de chien dans le péritoine de lapins en vue d'entraver le développement de la tuberculose inoculée.

Peu de temps après, Babès et Lepp montraient que le sang de chiens fortement vaccinés pouvait préserver ou guérir le lapin inoculé avec le virus rabique.

En avril 1890, M. Bouchard obtient une augmentation de la résistance au bacille pyocyanique, en injectant au lapin non seulement le sang, mais le sérum du chien.

Nous avons là le premier exemple de sérothérapie proprement dite. C'est donc à M. Bouchard que revient

---

(1) Voir Index bibliographique, n° 76.
(2) *Ibid.*, n° 77.
(3) *Ibid.*, n° 78.

l'honneur d'avoir, le premier, montré que le sérum d'animaux vaccinés était doué de propriétés préventives.

En même temps, Bertin et Picq essaient la transfusion intraveineuse du sang de chèvre, en vue d'empêcher chez le lapin le développement de la tuberculose inoculée.

Le 15 novembre 1890, Richet et Héricourt apportent à la Société de biologie un perfectionnement de cette méthode.

Jusqu'alors, on n'avait eu en vue que les propriétés bactéricides du sérum ; mais ce n'est pas seulement sur les agents figurés que le sérum exerce son action, il peut aussi annihiler le pouvoir pathogène des toxines.

C'est ici que se place la grande découverte de Behring et Kitasato, laquelle fait entrer la sérothérapie dans une voie toute nouvelle. Le 4 décembre 1890, ces auteurs montrent que le sang des animaux vaccinés contre les bacilles de la diphtérie et du tétanos a la propriété de neutraliser les sécrétions de ces microbes dans des proportions vraiment extraordinaires.

Peu de temps après la découverte expérimentale, Behring et Ehrlich essaient sur des enfants atteints de diphtérie les effets des injections du sérum antidiphtérique. Un peu partout, en Allemagne, en Italie, on expérimente le sérum contre la diphtérie, le tétanos, la pneumonie, mais les résultats sont assez discordants. Il faut arriver au congrès de Buda-Pesth, en 1891, pour trouver, dans le travail retentissant de Roux, une technique précise pour la fabrication du sérum antidiphtérique, une statistique importante de cas de diphtérie traités par le sérum, des indications d'une netteté absolue sur la façon d'employer celui-ci. Dès ce jour, le sérum antidiphtérique entra dans la pratique courante.

Depuis la communication de Roux, on a fabriqué une foule de sérums thérapeutiques ; nous ne pouvons qu'en faire une rapide énumération. Nous citerons simplement le sérum contre le streptocoque (Charrin et Roger, Marmorek), contre la pneumo-entérite des porcs, contre la septicémie aviaire (Sanarelli, Behring et Nissen), contre le charbon symptomatique (Dunschmann et Arloing), contre la tuberculose (Babès et Proca, Richet et Héricourt, Maragliano, Behring, Niemann), contre la pneumonie (Foa et Carbone, Emmerich, Klemperer, Mosny, etc.), contre le staphylocoque pyogène (Courmont, Mosny), contre le choléra (Pfeiffer, Issaeff), contre la peste bubonique (Yersin), etc. Nous avons hâte en effet d'entrer plus directement dans notre sujet, d'aborder l'historique particulier de la sérothérapie de la fièvre typhoïde.

Cet historique, nous le diviserons en deux parties distinctes : dans une première partie, nous relaterons les expériences faites avec le sérum des animaux immunisés contre le bacille d'Eberth ; dans une seconde partie, celles relatives au sérum des animaux immunisés contre le colibacille. Chacune de ces parties comprendra elle-même deux chapitres distincts : dans l'un, nous étudierons les essais sur l'animal ; l'autre sera consacré à la sérothérapie clinique. Il nous a paru bon, en effet, de grouper ensemble les faits relatifs aux applications à la thérapeutique humaine, bien que ces faits soient encore en nombre passablement restreint.

Nos recherches expérimentales ont porté non seulement sur le sérum des animaux vaccinés contre le coli et l'eberth, mais encore sur les extraits de leurs organes. Aussi, relaterons-nous dans l'historique les quelques essais, d'ailleurs assez clairsemés dans la science, qui rentrent dans cette dernière catégorie.

Le lecteur quelque peu au courant des choses de la bactériologie ne sera certainement pas surpris de nous voir parler de la sérothérapie colibacillaire à propos de la sérothérapie de la fièvre typhoïde. Néanmoins, avant d'entrer dans l'historique de cette sérothérapie colibacillaire nous avons cru bon de rappeler succinctement les principales raisons qui plaident en faveur du rapprochement du bacille d'Eberth et du colibacille et de l'étude parallèle de l'immunisation contre ces deux bacilles, en insistant principalement sur les nouveaux faits si intéressants signalés par M. le professeur Rodet, relativement à la propriété agglutinative de ces deux microbes, et cela d'autant plus que, dans l'exposé de nos recherches expérimentales, nous aurons plusieurs fois l'occasion de dire quelques mots du pouvoir agglutinatif de nos divers sérums.

# CHAPITRE II

## HISTORIQUE DES ESSAIS DE SÉROTHÉRAPIE ANTITYPHIQUE CHEZ L'ANIMAL

En 1887, Beumer et Peiper (1) ont annoncé, les premiers, avoir pu conférer l'immunité contre le virus typhique à des souris auxquelles ils avaient injecté des doses très minimes d'abord, puis graduellement croissantes, de cultures vivantes de bacille typhique sur pomme de terre.

En 1888, Chantemesse et Widal (2) essayent, les premiers, l'immunisation contre le bacille d'Eberth par les produits solubles de ce bacille. Ils ont fait résister des souris au virus virulent, en leur injectant préalablement dans le péritoine des cultures en bouillon stérilisées de bacilles d'Eberth.

En 1892, Brieger, Kitasato et Wassermann (3) vaccinent facilement les souris et moins facilement les cobayes, contre l'injection intra-péritonéale d'une culture virulente, en leur injectant au préalable des cultures faites dans du bouillon de thymus et chauffées ensuite à 60°.

La même année, Sanarelli (4) emploie comme liquide

---

(1) Voir Index Bibliographique, n° 9.
(2) *Ibid.*, n° 22.
(3) *Ibid.*, n° 17.
(4) *Ibid.*, n° 89.

vaccinal des cultures en bouillon peptonisé, ensemencées avec du virus très actif, laissées pendant 8 à 10 jours à 37° et stérilisées à 120°. Chez des cobayes de 400 gr. environ, après injection de 16 à 18 cc. de cultures stérilisées, à doses réparties pendant une période de 5 jours, il obtient sans exception l'immunité à partir du 4e jour, après la fin du traitement préventif. Le sérum recueilli 4 jours après la dernière injection est doué non-seulement de propriétés préventives, mais aussi de propriétés curatives.

La même année, Bruschettini (1), de Bologne, par des injections sous-cutanées de cultures typhiques chauffées à 60°, rend des lapins réfractaires à l'inoculation de bacilles typhiques virulents. Le sérum des animaux ainsi immunisés possédait contre la culture du bacille typhique un fort pouvoir bactéricide et antitoxique.

Toujours en 1892, à la même époque que Sanarelli, Chantemesse et Widal (2) immunisent des cobayes et des lapins par des bouillons de culture virulents laissés à l'étuve à 37° pendant 15 jours, puis stérilisés à 100°. D'après ces auteurs, il faut, chez le cobaye, pour conférer une immunité solide et durable, une dose de 16 à 20 cc. Pour faire supporter cette quantité déjà toxique, le meilleur procédé consiste à l'injecter en 4 doses, non pas quotidiennes, mais espacées de quelques jours. Les animaux maigrissent jusqu'au 15e jour environ, où le poids semble se relever.

Chez le lapin, la première inoculation fait, en général, peu maigrir les animaux, la deuxième les fait diminuer

(1) Voir Index bibliogr., n° 25.
(2) Ibid., n° 19.

brutalement en 24 heures d'un poids considérable, pouvant aller jusqu'à 180 grammes. Le poids va ensuite en s'abaissant lentement jusqu'au 20° ou 22° jour, pour se relever ensuite, après avoir perdu environ le tiers de son chiffre primitif.

Le sérum des animaux ainsi vaccinés par les produits solubles des cultures de bacilles d'Eberth possède des propriétés immunisantes contre l'action de ce virus. L'injection de ce sérum donne l'immunité au bout de quelques heures, mais cette action préventive est peu persistante et déjà elle est perdue au bout d'un mois.

Ce même sérum possède contre l'infection typhique expérimentale des propriétés curatrices. Ce pouvoir thérapeutique dépend de la dose de sérum utilisée et surtout du temps écoulé entre l'inoculation virulente et le début du traitement. Quand l'infection typhique évolue en 15 ou 20 heures, la sérothérapie qui n'intervient pas avant la 6ᵉ heure après l'infection ne peut empêcher la mort.

Parfois, le sérum des animaux sains présente des propriétés préventives et même thérapeutiques contre l'infection typhique expérimentale. Mais ces propriétés ont une action moins sûre et moins énergique que celle du sérum des animaux vaccinés.

En 1892 également, Bitter (1) annonce que le sang de lapins traités par inoculation de doses croissantes de culture typhique, concentrée au 1/10 par évaporation dans le vide et stérilisée, acquiert un pouvoir antitoxique et que ce sérum, mélangé et inoculé avec une dose de toxines typhiques sûrement mortelle, la rend inoffen-

(1) Voir Index bibliographique n° 12.

sive. L'auteur conclut qu'il s'est formé dans le sérum une substance capable de neutraliser l'action de la toxine, autrement dit une antitoxine.

La même année, Chantemesse et Widal (1) sont des premiers à étudier le sérum d'hommes ayant eu la fièvre typhoïde ou n'ayant jamais eu cette infection. Ils nous apprennent que le sérum de l'homme qui est au déclin de la fièvre typhoïde ou qui en est guéri depuis quelques semaines, depuis quelques mois, depuis 4 ans, depuis 22 ans, possède des propriétés préventives et thérapeutiques contre l'infection typhique expérimentale; ils ont eu 6 résultats positifs sur 6 recherches. Le sérum de l'homme qui n'a pas eu la fièvre typhoïde, quel que soit son âge, n'est pas, en général, doué du même pouvoir. Ils ont observé cependant une exception sur trois cas.

En 1893, Neisser (2), cherchant des caractères différentiels entre l'éberth et le coli, immunise des souris contre le bacille typhique, en suivant pour cela l'ancienne méthode des inoculations de cultures de plus en plus virulentes. Mais cette méthode ne lui a permis de conserver vivants qu'un nombre relativement restreint d'animaux, et ses expériences ont été, par cela même, trop peu nombreuses pour être absolument démonstratives. Néanmoins, dans les cas qu'il rapporte, il dit que les souris immunisées vis-à-vis du bacille typhique ne semblaient pas l'être vis-à-vis du bactérium coli.

L'auteur fait aussi des tentatives d'immunisation d'animaux par le sérum sanguin de typhiques convalescents

(1) Voir Index bibliographique, nᵒ 25.
(2) *Ibid.*, nᵒ 64.

on guéris, mais ces expériences ne purent être menées à bien.

Toujours en 1893, Césaris Demel et Orlandi étudient l'immunisation contre le bacille typhique ; ils étudient parallèlement l'immunisation contre le colibacille et font des essais de sérothérapie croisée. Aussi, retrouverons-nous ces auteurs dans un chapitre ultérieur.

La même année, Stern (1) étudie les propriétés du sérum des convalescents de dothiénentérie. Ses recherches ont porté sur des malades qui avaient terminé l'évolution typhique depuis un temps variant entre deux jours et un an : sur 7 cas, il rencontre 5 fois un sérum sanguin vaccinant les animaux contre l'infection intra-péritonéale de bacilles d'Eberth. Dans 7 autres cas, où l'évolution typhique était terminée depuis un à 17 ans, il a obtenu 3 fois un résultat positif. Les expériences de contrôle faites avec le sérum sanguin de 11 personnes n'ayant jamais eu la fièvre typhoïde ne lui ont donné que deux fois un résultat analogue. L'auteur considère comme probable que le sérum agit sur l'organisme lui-même et non pas directement sur les bacilles et les poisons qu'ils sécrètent. Il n'attribue pas l'effet préventif à une propriété bactéricide.

La même année, Klemperer (2) compare le sérum sanguin et le lait d'une chèvre immunisée contre le bacille d'Eberth. Il trouve pour le lait, d'après la méthode d'évaluation de Behring, un pouvoir préventif de 2.000, et pour le sérum un pouvoir préventif 10 fois plus fort, soit de 20.000.

(1) Voir Index bibliographique, n° 95.
(2) *Ibid.*, n° 51.

En 1894, Stern (1) continue ses recherches sur l'effet du sérum humain sur l'infection typhique expérimentale. Il expérimente : 1° avec le sérum d'hommes ayant survécu à la fièvre typhoïde ; 2° avec le sérum d'hommes ayant succombé à la fièvre typhoïde ; 3° avec le sérum d'hommes n'ayant jamais eu la fièvre typhoïde. Ses expériences portèrent sur des souris et des cobayes. Les souris, du poids de 15 à 20 grammes, reçurent des cultures en bouillon de bacille d'Eberth, dont la dose mortelle était de 0,1 à 0,3 cc. Les cobayes reçurent une émulsion de culture sur agar, dont la dose mortelle était de 0,75 à 1,5 cc. Le premier sérum, c'est-à-dire celui d'hommes ayant survécu à la fièvre typhoïde fut injecté dans le péritoine des souris, mélangé à la culture. Chez les cobayes, il fut injecté dans la cavité péritonéale, 16 à 24 heures avant la culture.

Dans 9 cas, sur 15, le sérum manifesta des propriétés immunisantes.

Le deuxième sérum, c'est-à-dire celui d'hommes ayant succombé à la fièvre typhoïde, se montra plus actif que celui des convalescents de fièvre typhoïde. Le sang était recueilli de une à sept heures après la mort.

Le troisième sérum se montra doué d'une certaine action vis-à-vis de l'infection typhique expérimentale, mais cette action ne fut pas aussi souvent positive et nécessita des quantités de sérum plus grandes.

En 1894, Bargellini (2), dans une étude sur l'immunité vaccinale, indique que, dans les infections à marche aiguë,

---

(1) Voir Index bibliographique, n° 95.
(2) *Ibid.*, n° 7.

les leucocytes diminuent toujours de plus en plus jusqu'au moment de la mort, tandis que, chez les animaux immunisés, en particulier contre le bacille typhique, après une courte diminution du nombre des leucocytes, on constate une augmentation évidente de leur nombre.

En 1895, Peiper (1) immunise deux moutons contre le bacille typhique en leur faisant, pendant trois mois, des injections répétées de cultures typhiques stérilisées. Le sérum de ces moutons réussit à protéger des cobayes et des souris contre l'effet d'injections de cultures virulentes, effectuées avec la dose mortelle et même avec une dose double ou triple. Il put même guérir avec ce sérum, quatre heures après l'injection de la dose mortelle d'une culture de bacille d'Eberth, des animaux présentant déjà des symptômes très graves.

En 1895, Klemperer et Lévy (2) montrent que le sérum de chien immunisé par injections intra-péritonéales contre le bacille typhique possède des propriétés vaccinantes et curatives dans les infections typhiques expérimentales. Nous verrons, dans le chapitre suivant, les essais qu'ils firent sur l'homme avec ce même sérum.

Cette même année, Pfeiffer (3) cherche dans la réaction d'immunité un moyen de différencier le bacille d'Eberth du colibacille. Il immunise ses animaux avec des toxines. Pour lui, le poison typhique est fixé aux corps microbiens et n'est pas détruit si on tue les bacilles par le chloroforme ou le chauffage à 50° pendant une heure. Dans le

(1) Voir Index bibliographique, n° 67.
(2) *Ibid.*, n° 52.
(3) *Ibid.*, n° 72.

sérum des animaux ainsi immunisés, on voit apparaître
des « anticorps », c'est-à-dire des substances bactéricides
pour le bacille d'Eberth, mais qui, d'après l'auteur, ne
montreraient pas un pareil pouvoir pour le colibacille.
Pfeiffer a trouvé aussi des anticorps dans le sérum des
convalescents de fièvre typhoïde.

La même année, Beumer et Peiper (1) mettent en lumière les propriétés thérapeutiques du sérum de leurs
deux moutons immunisés par injections sous-cutanées
de cultures chauffées. Les souris blanches sont protégées
contre la dose mortelle par une demie à une goutte de
sérum. Chez les cobayes, 0,07 à 0,08 de sérum suffisent
à protéger sûrement 100 grammes de poids du corps contre une dose quatre fois mortelle.

Sur 5 cobayes auxquels on injecte du sérum, une heure
après l'infection typhique, et sur 5 autres qui le reçoivent
deux heures après l'infection typhique, on n'eut pas un
seul cas de mort. Sur 10 autres, injectés 3 et 4 heures
après l'inoculation d'une dose plusieurs fois mortelle de
virus, on a eu respectivement 3 morts et une mort. Les
auteurs concluent qu'il y a dans le sérum des animaux
traités un certain temps par des toxines un pouvoir
immunisant et curatif.

En 1896, Kast (2), de Breslau, dans son rapport au
XIVᵉ Congrès allemand de médecine interne, sur la valeur
des antipyrétiques médicamenteux, dit qu'il a étudié l'influence qu'exerce l'hyperthermie organique sur l'activité
d'un sérum provenant de chèvres fortement immunisées

(1) Voir Index bibliographique, nº 10.
(2) *Ibid.*, nº 48.

par Pfeiffer. Les cobayes, soumis à une hyperthermie de
40 à 41°, après avoir reçu une dose de culture infectieuse
déterminée, furent sauvés d'une façon définitive par une
dose de sérum qui n'empêchait pas de mourir, au bout de
7 à 19 heures, les animaux maintenus à la température de
la chambre, après avoir reçu la même dose précitée de
culture infectieuse. Un seul des animaux du premier
groupe, dont on avait laissé par inadvertance l'hyperthermie s'élever jusqu'à 42°, succomba en l'espace de
10 heures.

Dans cette même année 1896, Grüber et Durham
signalent le phénomène de l'agglutination produit sur le
bacille d'Eberth par le sérum d'animaux immunisés, et
peu de temps après, Widal montre que cette même propriété existe dans le sérum des typhiques et l'utilise pour
le diagnostic.

La même année, Lœffler et Abel (1) expérimentent avec
du sérum de chien immunisé par des doses croissantes
de bacilles vivants, et remarquent que le sérum d'animaux
non immunisés a un pouvoir curatif non seulement contre
la dose minima de bacille typhique, mais encore contre
les plus faibles multiples de cette dose.

Se plaçant surtout au point de vue des caractères
spécifiques du sérum, ils indiquent que le sérum antityphique vaccine contre une dose un peu plus forte de
bacillus coli que le sérum normal; que de même, l'action
du sérum curatif contre le colibacille est un peu plus
marquée vis-à-vis du bacille typhique que celle du sérum
normal, mais que chaque sérum n'a de pouvoir curatif

(1) Voir Index bibliographique, n° 59.

bien marqué que vis-à-vis du bacille qui a servi à immuniser l'animal dont il provient ; « il est donc bien réellement spécifique, comme l'a dit Pfeiffer ».

Les mêmes auteurs nous apprennent encore qu'en injectant dans la cavité abdominale de cobayes 0,1 cc. de sérum normal ou de sérum antityphique et, 24 heures après, une dose 2 fois mortelle de bacilles morts, on immunise ces animaux de telle façon qu'au bout de deux semaines, ils supportent une dose 100 fois mortelle de bacilles typhiques.

Ils obtiennent une immunisation forcée en injectant dans le péritoine de cobayes, d'abord, une dose non mortelle de bacilles typhiques, puis des doses croissantes, toutes les 8 ou 10 heures ; les cobayes arrivent ainsi à supporter une dose 100 fois mortelle de bacilles typhiques au bout de 48 heures.

Enfin, en injectant de 0,5 cc. à 0,1 cc. de sérum très actif, ils arrivent à guérir des animaux encore 8 heures après qu'ils ont reçu dans le péritoine une dose 2 fois mortelle de bacilles typhiques virulents, dose suffisante pour tuer des animaux non traités en 20 heures.

Toujours en 1896, Chantemesse (1) immunise des chevaux par un virus typhique dont la culture développée depuis 12 heures dans un milieu liquide tue le cobaye en 6 heures par l'inoculation d'une dose inférieure à un centième de centimètre cube. Au bout de neuf mois environ, il avait un sérum possédant une puissance préventive telle qu'un cinquième de goutte, inoculé 24 heures d'avance à un cobaye, le protège efficacement contre la dose de virus

(1) Voir Index bibliographique, n° 23.

typhique mortelle pour les témoins. Il ajoute, du reste, que cette même dose de sérum antityphique ne prémunit pas contre l'infection par une dose mortelle minima de colibacille. Nous verrons dans le chapitre suivant les essais de sérothérapie sur l'homme faits avec ce sérum.

La même année, Pfeiffer et Kolle (1) confirment que le sérum des typhiques convalescents renferme des substances qui, déjà en très petite quantité, exercent une action bactéricide et destructive sur les bacilles typhiques introduits dans l'organisme des cobayes. Cette action bactéricide ne tient pas à la préexistence dans le sérum de substances bactéricides ; mais tout porte à croire qu'à la suite de l'injection du sérum spécifique dans l'organisme des animaux, il survient une réaction, grâce à laquelle les substances jusqu'alors inactives du sérum, subissent une modification qui leur confère des propriétés spécifiques, bactéricides, actives. Pour eux, il n'est pas possible de montrer l'existence, dans le sang des convalescents typhiques, de substances agissant à la façon des antitoxiques ; ce sont des substances bactéricides dont l'action est spécifique, c'est-à dire qu'elle ne se manifeste que contre le bacille typhique, et n'a pas la même action spécifique sur les bactéries voisines du bacille typhique. On peut, par conséquent, utiliser cette action pour différencier le bacille typhique des bactéries qui lui ressemblent ; cette action peut également servir pour établir le diagnostic rétrospectif de la fièvre typhoïde chez l'homme. Ils pensent que le sérum des convalescents

(1) Voir Index bibliographique, n° ...

est le plus actif dans les deux premières semaines qui
suivent la chute de la température.

Les mêmes auteurs ont aussi étudié le sérum des indi-
vidus normaux ou atteints d'infections autres que la fièvre
typhoïde ; ils ont vu que ce sérum exerce aussi une action contre l'infection typhique des cobayes inoculés par
voie intra-péritonéale ; seulement, cette action diffère, au
point de vue quantitatif et au point de vue qualitatif, de
l'action du sérum des typhiques convalescents. La différence quantitative résulte de ce fait que, pour obtenir le
même effet qu'avec le sérum spécifique, le sérum normal
doit être employé à une dose de 20 à 100 fois plus grande ;
la différence qualitative réside dans le défaut d'une action
spécifique du sérum normal.

Enfin, les mêmes auteurs ont immunisé des chèvres en
leur inoculant des doses successivement croissantes de
culture typhique, virulente ou stérilisée ; le sérum acquiert
les mêmes propriétés que chez les typhiques convalescents.

Dans une note ayant pour objet le pouvoir agglutinatif
du sérum d'animaux immunisés (Soc. de biolog. 96), M. le
professeur Rodet signale incidemment la propriété préventive de ce sérum. Nous aurons, du reste, l'occasion de
revenir sur ces expériences dans le courant de notre
travail.

Toujours en 1896, Funck (1) publie ses essais sur la
sérothérapie de la fièvre typhoïde. Il insiste sur ce fait
que le sérum antityphique, en général, est bactéricide et
non antitoxique. Il pense que toutes les substances ex-

---

(1) Voir Index bibliographique n° 36.

traités jusqu'alors des cultures par des manipulations plus ou moins compliquées diffèrent de la véritable toxine typhique.

Il a immunisé une chèvre et un cheval par des cultures stérilisées par l'acide phénique. Il prend un ballon de 2 litres, contenant un litre de bouillon de bœuf peptonisé et exactement neutralisé, qu'il ensemence avec une culture très virulente. Il laisse séjourner le ballon un mois à l'étuve à 37°; il additionne alors la culture de 1/2 p. 0/0 de phénol. Il procède par inoculations sous-cutanées : il augmente progressivement les doses, d'après la réaction locale et les symptômes généraux qui ont suivi la dernière inoculation. Il a dû interrompre plusieurs fois l'immunisation par suite de l'amaigrissement et du mauvais état général de l'animal.

Pour les essais de son sérum, Funck injecte simultanément le sérum et la culture dans le péritoine. Il prend pour titre du sérum la quantité minima de ce sérum nécessaire pour faire « disparaître » en une heure dix doses mortelles de virus normal, c'est-à-dire dix fois la dose mortelle minima inoculée dans le péritoine d'un cobaye. Le sérum qu'il a obtenu est actif au 1/1000. Ce sérum ne protègerait pas contre l'infection par le bactérium coli. De même que le sérum des convalescents de fièvre typhoïde, il ne possède aucune action antitoxique. Il conclut enfin qu'actuellement, rien ne nous autorise à transporter dans le domaine de la thérapeutique, le sérum enlevé à un animal immunisé contre la fièvre typhoïde.

En 1897, Chantemesse (1) emploie comme milieu une

---

(1) Voir Index bibliographique, n° 26.

macération à froid de rate et de moelle osseuse additionnée d'une petite quantité de sang humain défibriné. Il
ensemence ce milieu stérilisé avec un bacille typhique
retiré de la rate d'un malade et auquel on a fait acquérir
une grande virulence par passages réitérés presque sans
interruption dans le corps des animaux pendant près de
deux ans. On filtre à travers la porcelaine. Le maximum
de toxicité s'observe du 5ᵉ au 6ᵉ jour. Après ce temps, la
toxicité du milieu diminue peu à peu, au point de dispa-
raitre presque entièrement du 12ᵉ au 15ᵉ jour. Cette
toxine conserve très difficilement son pouvoir au contact
de l'air et de la lumière. Il faut avoir soin de la mainte-
nir en pipettes remplies et closes hermétiquement
dans l'obscurité. Il s'est servi de cette toxine pour l'immunisation du mouton, du cheval, du lapin et du cobaye.

La même année, Lyonnet, Mérieux et Carré (1) immunisent des chevaux contre le bacille typhique par inoculation
de cultures vivantes en bouillon de bacille d'Eberth.
Le sérum qu'ils ont obtenu avait d'abord un fort
pouvoir agglutinatif, 1 pour 33.000 environ. De plus,
injecté à des cobayes, avant des cultures de bacille
typhique, il les protégeait régulièrement. De même, si on
l'injectait en même temps que les cultures, il avait une
action très favorable. Injecté après la culture, il avait
encore un effet utile.

En 1898, Bokenham (2) emploie la méthode d'immunisation suivante : Il prépare un bouillon auquel il ajoute
10 p. 0|0 de sérum sanguin, transformé en albuminate

(1) Voir Index bibliographique, nº 60.
(2) Ibid., nº 11.

alcalin. Ce milieu de culture est ensuite ensemencé avec des cultures d'Eberth. Trois semaines après, il est filtré à travers l'appareil de Berkefeld. Il injecta à un cheval d'abord la culture filtrée, puis des bacilles d'Eberth morts, et enfin alternativement des cultures filtrées et des bacilles morts. Un autre cheval ne reçut que des injections de bacilles morts. Le premier animal resta sain, tandis que le second réagit violemment à chaque injection. La sensibilité à l'égard des cultures de bacilles typhiques vivants était aussi beaucoup moins marquée chez le premier cheval que chez le second.

Le sérum sanguin de ces chevaux présentait une réaction différente ; celui du premier cheval provoquait rapidement l'agglutination, tandis que le sérum du second animal était beaucoup moins actif.

Une autre série d'expériences a montré que le sérum dont il s'agit, mélangé en quantité suffisante avec des cultures virulentes de bacilles d'Eberth, rend ces cultures inoffensives pour les cobayes et qu'il exerce aussi chez ces mêmes animaux une certaine action préventive et curative à l'égard de l'infection typhique.

Au Congrès de Madrid, de 1898, Chantemesse (1) fait une importante communication sur la toxine typhoïde soluble et le sérum antitoxique de la fièvre typhoïde. La fièvre typhoïde étant le résultat d'une infection et d'une intoxication réalisées, il faut, pour les combattre sur le terrain pathogénique, une substance qui agisse à la fois et contre le microbe et contre la toxine qu'il sécrète.

Pour obtenir cette toxine typhoïde soluble, il se sert

_____

(1) Voir Index bibliogr., n° 27.

d'une solution de peptone de rate qu'il prépare en faisant
digérer cet organe dans de l'eau acidulée, par la pepsine
d'un estomac de porc, suivant la méthode de Louis Martin,
puis il neutralise avant la stérilisation. Dans chaque vase
de culture, le liquide est largement exposé au contact de
l'air. L'alcalinité légère du début ne disparaît jamais; elle
s'accentue au contraire. Le milieu doit être ensemencé
avec un bacille typhique très virulent qui sorte du corps
d'un animal, ou mieux, qui n'ait été laissé que 24 heures
dans un sac de collodion enfoui dans le péritoine. Après
5 à 6 jours, la sécrétion de toxine est au maximum et va
peu à peu en diminuant. C'est au bouillon filtré qui contient cette toxine soluble que l'auteur donne le nom de
toxine.

Il a injecté cette toxine à des chevaux pendant 2 et 3 ans
consécutifs, une fois par huitaine ou par quinzaine, sans
obtenir un degré d'immunisation solide. A chaque nouvelle injection, l'animal réagit violemment, et on ne peut
que très lentement augmenter les doses.

Cette toxine persiste longtemps dans le sang du cheval
avant d'être modifiée. Deux mois après la dernière injection intraveineuse, le sang du cheval est encore légèrement toxique; il faut attendre davantage pour le voir
dépouillé entièrement de toxicité et pour qu'il ne renferme que l'antitoxine.

L'antitoxine avec laquelle l'auteur a fait les expériences
suivantes provient d'un cheval qui a été immunisé pendant deux ans, et qui a reçu dans ce laps de temps, sous la
peau et dans les veines, plus de six litres de toxine. Son
sérum possède des propriétés préventives et des propriétés thérapeutiques contre l'infection et contre l'intoxication typhique.

Si l'on injecte à des cobayes qui ont reçu, la veille, sous la peau 1/200, 1/100, 1/50 de cc. de sérum antitoxique, la dose de toxine qui tue les cobayes en 5 ou 6 heures, les animaux qui ont reçu 1/50 de cc. résistent, ceux auxquels on a injecté 1/100 de cc. survivent environ 18 heures, ceux qui ont reçu 1/200 de cc. vivent 24 heures.

Lorsqu'on injecte préventivement à des lapins de 1,000 à 1,200 gr. une dose de sérum égale à 1/20 ou 1/30 de cc. ils supportent une quantité de toxine qui tue les animaux témoins.

Pour éprouver la valeur antitoxique du sérum, on injecte à quatre cobayes une dose de toxine mortelle en 20 à 24 heures. Il prend un autre lot de cobayes du même poids ; les témoins reçoivent 1 cc. de toxine par 50 grammes de leur poids ; les cobayes qui seront traités reçoivent une dose de toxine plus forte, soit 1 gramme pour 40 grammes de leur poids. Et puis, d'heure en heure, il injecte respectivement à chaque groupe une dose de sérum antitoxique qui va de 1/4 à 1, 2, 3, 4 cc. de sérum.

Les témoins succombent en 20 heures. Par contre, les cobayes qui ont reçu une dose même minime de sérum injecté plusieurs heures après l'introduction de la toxine survivent.

En mai 1900, Wassermann (1) annonce que si les sérums bactéricides, tels que celui de la fièvre typhoïde, n'ont pas encore donné de résultats satisfaisants dans leur application à la thérapeutique, cela tient à ce que ces sérums ne peuvent immuniser l'organisme que contre une quantité fort limitée de microbes pathogènes. En

---

1) Voir Index bibliographique, n° 102.

3

effet, les recherches de MM. Ehrlich et Morgenroth et de M. Bordet ont montré que les sérums en question ne sauraient exercer leur action immunisante qu'avec le concours de deux substances spécifiques, appelées par Ehrlich, substance intermédiaire et substance complémentaire. Cette dernière est une sorte de ferment digestif, doué de la propriété de dissoudre les bactéries, et qui se trouve dans le sérum sanguin de tout animal sain. La substance intermédiaire, au contraire, qui sert à fixer le ferment bactériolytique sur les microbes, n'existe qu'en petite quantité dans l'organisme normal, mais elle s'y forme sous l'influence de l'immunisation active ou passive, et c'est elle qu'on injecte avec le sérum bactéricide ou immunisant.

Il s'ensuit que pour guérir une maladie infectieuse au moyen d'un sérum bactéricide, il faut introduire ces deux substances en quantité suffisante dans le corps du sujet infecté. Or, dans toutes les tentatives de sérothérapie bactéricide qui ont été faites jusqu'ici, on s'est borné à injecter la substance intermédiaire, contenue dans le sérum immunisant, sans tenir compte de la substance complémentaire.

Partant de ces considérations, Wassermann institua une série de recherches expérimentales qui consistaient à inoculer à des cobayes, dans le péritoine, une culture virulente de bacilles d'Eberth, puis à pratiquer, une demi-heure plus tard, une injection intra-péritonéale de un demi-centimètre cube de sérum antityphoïdique mélangé tantôt à 4 cc. de sérum frais de sang de bœuf, tantôt à une même quantité de solution physiologique de chlorure de sodium : les animaux traités par le mélange de sérum sanguin et de sérum immunisant survécurent tous, tandis que ceux qui avaient reçu le sérum immunisant sans sérum sanguin normal succombèrent régulièrement à l'infection.

*Expériences faites avec des extraits d'organes.* — Les expériences sur ce sujet sont en quantité assez minime. Cependant, certains auteurs avaient déjà émis l'opinion que les substances préventives peuvent se trouver non seulement dans le sérum, mais aussi dans certains organes.

Wassermann (1), notamment, en 1898, dans une note sur l'intervention thérapeutique dans les maladies infectieuses présentée à la Société de médecine interne de Berlin, dit, qu'au cours de la dothiénentérie, il se forme, à un moment donné, dans l'organisme, des principes immunisants qui font périr les germes pathogènes et neutralisent les toxines. Ces principes immunisants sont fabriqués par la rate, les ganglions et la moelle osseuse. Cette élaboration est naturellement en rapport avec un processus néoplasique énergique dont les divers organes deviennent le siège et qui, cliniquement, se traduit par la tuméfaction de la rate.

Aux organes qui produisent les principes immunisants, incombe la régénération du sang : à partir du moment où les organes chargés de fabriquer les globules sanguins élaborent des principes immunisants, leur fonction hématopoiétique est entravée.

A la même époque, le même auteur (2) annonce qu'une

(1) Voir Index Bibliographique, n° 100.
(2) *Ibid.*, n° 101.

injection de bacilles d'Eberth morts suffit pour faire
paraître très rapidement l'immunité et que, chez les animaux ainsi immunisés, on voit apparaître dans le sérum
des propriétés spécifiques qui protègent d'autres sujets
contre l'infection typhique. Ces substances formées dans
le sérum furent reconnues par Pfeiffer et Kolle avoir des
propriétés antitoxiques. Enfin, et c'est là surtout le point
qui nous intéresse, la moelle osseuse, la rate, le système
lymphatique et le thymus se montrèrent à un haut degré
doués du pouvoir préventif vis-à-vis du bacille d'Eberth.

La même année, Lépine et Lyonnet (1) ont étudié le
pouvoir préventif de certains organes du chien immunisé
contre la fièvre typhoïde. Ils ont, dans ce but, injecté à des
chiens des doses répétées de toxines (cultures en bouillon
chauffées) dans les veines. Puis, au bout de quelque temps,
le chien était sacrifié, on recueillait son sérum ; le foie et
la rate étaient aussi recueillis, broyés avec de l'eau salée
et passés à la presse. On avait ainsi un extrait liquide
très rouge parfaitement injectable.

Le résultat obtenu a été le suivant :

Contre une dose faible de culture, le sérum et la rate
protègent très bien le cobaye contre l'infection typhique.
Si la dose est plus forte, le sérum ne protège plus, alors
que l'extrait de rate à dose semblable prévient très bien
la mort du cobaye. Enfin, si la dose est encore plus forte,
les cobayes succombent, mais bien plus lentement, quand
ils ont reçu l'extrait de rate que quand ils ont reçu le
sérum. En ce qui concerne le foie, les auteurs ne sont pas
arrivés à des résultats bien nets.

---

(1) Voir Index Bibliographique, n° 56.

Il découle de ces expériences que, chez un animal immunisé contre le bacille typhique, le pouvoir préventif est
plus marqué dans la rate que dans le sang. Il se pourrait
donc, disent les auteurs, que les substances immunisantes soient surtout fabriquées dans cet organe et passent
de là dans la circulation.

Dans une communication faite au Collège médical des
docteurs de Vienne, en 1899, Jez (1) parle du traitement
de la fièvre typhoïde par l'extrait d'organes de typhiques.
Il s'est d'abord convaincu que ni le sérum ni les extraits
d'organes provenant d'animaux sains ne pouvaient cons-
tituer un remède spécifique contre la fièvre typhoïde. Ce
n'est que lorsque l'homme ou les animaux ont été infectés
par le bacille de la fièvre typhoïde que certains de leurs
organes forment des combinaisons spécifiques avec le
poison microbien. Ces organes peuvent alors être regardés
comme des lieux de fabrication d'antitoxines. Au point de
vue de la thérapeutique, il s'agit alors d'obtenir des antitoxines aussi puissantes que possible, et telles qu'elles
puissent être incorporées aux malades atteints de fièvre
typhoïde sans aucun inconvénient. Voici comment M. Jez
a procédé dans ce but.

Il a d'abord injecté à un lapin de très petites doses d'un
bouillon de culture jeune (de 2 jours environ) de bacilles
d'Eberth ; quand la réaction a eu le temps de se produire,
il a injecté une dose plus forte, et ainsi de suite. L'animal
ayant été sacrifié, il a recueilli la rate, la moelle osseuse,
le thymus, et les a broyés avec du sel marin, de la pepsine,
de l'iode et de la glycérine ; ce mélange a été laissé

(1) Voir Index bibliographique, n° 46.

24 heures dans la glace, après quoi, il a été filtré. On obtient ainsi un liquide rouge, limpide, qui au bout de quelque temps, se trouble ; il suffit de le filtrer pour le clarifier à nouveau. C'est ce liquide qui constitue, d'après Jez, un remède spécifique de la fièvre typhoïde. Nous verrons dans le chapitre suivant la façon dont l'auteur a employé ce remède chez l'homme et les résultats obtenus.

En septembre 1899, Ladislas Deutsch (1), élève de Metchnikoff, publie un mémoire sur l'origine des anticorps typhiques. Comme l'auteur fait dans ce mémoire une étude toute particulière des extraits d'organes, nous indiquerons les principaux traits de son étude, bien que le point de vue particulier auquel il s'est placé ne soit pas le même que le nôtre.

Disons tout d'abord, pour ceux que le mot d'*anticorps*, usité surtout dans les publications allemandes et peu employé encore en France, pourrait surprendre, que l'on désigne ainsi les substances antagonistes chargées de contrebalancer l'influence nocive des microbes et dont les principales sont les substances antitoxiques, préventives et les agglutinines.

L'auteur s'est proposé de déterminer, d'un côté, le développement des anticorps dans le sérum, et d'évaluer, d'autre part, la valeur préventive des organes du même animal immunisé, pour trouver les organes qui sont en relation avec la formation des anticorps.

Il établit d'abord qu'une seule injection provoque parfaitement l'apparition des anticorps dans le sérum, à la

---

(1) Voir Index bibliographique, n° 31.

condition d'être faite dans le péritoine avec une culture entière sur gélose, chauffée pendant une heure à 66°.

Pour mesurer exactement la valeur immunisante d'un sérum antiinfectieux, il emploie le procédé d'Ehrlich et de Pfeiffer. On ajoute des doses croissantes du sérum à un virus plusieurs fois sûrement mortel, et on injecte les mélanges dans le péritoine des cobayes.

Comme virus de contrôle, il emploie la dose deux fois sûrement mortelle, qui, pour l'éberth employé, consistait, en 1/3 de culture sur gélose (1/6 de culture sur gélose de 24 heures tuant un cobaye de 300 gr. en 12 heures). Le liquide d'émulsion est constitué par 2 à 3 cc. de bouillon peptonisé, neutre. L'émulsion de la culture faite, on y ajoutait le sérum et on l'injectait de suite aux cobayes.

L'auteur a pris pour titre préventif la quantité minima d'un sérum, qui, additionnée à la dose du virus deux fois sûrement mortelle, la rend inoffensive pour l'animal.

Le sérum de cobaye neuf n'est pas dénué non plus de pouvoir préventif. Ce pouvoir varie entre 1 et 2 cc. pour le virus deux fois mortel.

Il suffit d'une seule injection intrapéritonéale d'une culture typhique pour provoquer la formation des anticorps chez les cobayes.

Le pouvoir antityphique apparaît dans le sérum vers le 1er-5e jour (0,50), va en augmentant, pour atteindre son maximum vers le 11e-12e jour ; il diminue alors, mais il peut être mis en évidence encore un mois après l'injection.

L'auteur a toujours employé comme injections immunisantes des injections intrapéritonéales ; les injections sous-cutanées de cultures typhiques provoquaient toujours une nécrose considérable de la peau, à la suite de

laquelle les animaux succombaient. Dans les cas même
où les animaux survivaient en injectant sous la peau, en
plusieurs points du corps, la culture divisée, les corps
préventifs ne se formaient que très faiblement. Ce dernier
point a son importance et est à retenir.

Pour déterminer la valeur préventive des organes, l'animal est saigné à blanc, l'organe retiré, pilé dans un mortier avec du sable quartzeux stérilisé ; on ajoute du bouillon stérile ; on met l'extrait ainsi préparé dans la glacière
pendant 24 heures. On opère avec ces extraits comme avec
du sérum.

Le pouvoir antityphique fut trouvé peu considérable
dans le foie, le rein, les capsules surrénales, l'épiploon,
plus élevé dans l'exsudat péritonéal, sans jamais atteindre
cependant celui du sérum.

Dans 1/4, 1/5 des cas, la moelle des os fut trouvée plus
active que le sérum. Dans la moitié des cas, la rate fut
plus active que le sérum.

Néanmoins, tous les phénomènes se rapportant à la
formation des anticorps sont caractérisés par une variabilité considérable. La valeur préventive des organes
indique certainement que, dans une grande partie des
cas, les corps préventifs se forment dans la rate et dans
la moelle ; mais elle ne nous indique pas les cellules qui
les fabriquent.

Il n'y a donc pas d'organe formateur, dit-il ; il n'y a que
des endroits de formation.

Ces endroits n'ont qu'un signe caractéristique de com-
mun, c'est leur teneur en leucocytes. D'après Metchnikoff,
ce seraient les cellules leucocytaires, les mononucléaires
probablement, qui, chargées de produits typhiques, quit-
tent le point d'infection pour se rendre soit dans le sang,

soit dans la rate, soit dans les autres organes lymphoïdes, pour fabriquer les anticorps dans les organes où on les trouve en plus grande quantité.

L'auteur étudie enfin l'origine des agglutinines et leurs relations avec les anticorps. Il rappelle que Pfeiffer et Colle, Fraenkel et Otto ont déjà conclu que le pouvoir agglutinant d'un sérum n'est nullement en rapport avec son pouvoir antiinfectieux. Fraenkel et Otto, notamment, ont observé qu'après ingestion de grandes masses de cultures typhiques par le chien, le sang de cet animal, tout en ne possédant pas de propriétés préventives, montre un pouvoir agglutinant évident. Ladislas Deutsch a vu que les sérums agglutinants à forte dilution sont toujours bien préventifs, mais qu'il y a des sérums d'un pouvoir agglutinant faible, qui, néanmoins, renferment des anticorps en assez grande quantité. Le parallélisme n'étant pas absolu, l'identité des agglutinines et des anticorps ne peut être maintenue. Le pouvoir agglutinant ne peut être considéré comme la base du pouvoir immunisant; il l'accompagne dans la majorité des cas, mais pas toujours.

L'auteur a trouvé une discordance absolue entre la valeur préventive et agglutinante des rates des animaux immunisés; il considère ce fait comme une nouvelle preuve de l'existence séparée des deux substances, des corps préventifs et des agglutinines.

Les poumons sont les seuls organes des cobayes qui possèdent, dans la majorité des cas observés, une valeur agglutinante supérieure au sérum. Mais le pouvoir agglutinant du poumon semble être différent et indépendant du pouvoir du sérum. C'est qu'en effet, et c'est là un fait assez curieux, le poumon des cobayes neufs est doué d'un

pouvoir agglutinant remarquablement fort, qui surpasse
10 à 20 fois celui du sérum neuf. Ces agglutinines pulmo-
naires ne seraient nullement d'ailleurs en relations avec
les anticorps ; car les sucs de poumons différents de
valeur agglutinante élevée (50, 100, 300) n'ont pu protéger
les cobayes contre la dose minima mortelle du bacille
typhique, même à la dose de 1 gramme.

# CHAPITRE III

### Historique des essais d'immunisation antityphique chez l'homme

On a cherché à donner à l'homme, soit à titre préventif, soit à titre curatif, tantôt une immunité active par injection de cultures d'Eberth, tantôt une immunité passive par injection de sérum d'animaux immunisés contre le bacille d'Eberth ou de convalescents de fièvre typhoïde.

Théoriquement, nous ne devrions rapporter ici que les essais d'immunisation passive.

Nous croyons cependant qu'il ne sera pas sans intérêt d'en rapprocher les cas d'immunisation active, de façon à grouper dans une vue d'ensemble tous les essais d'immunisation contre la fièvre typhoïde qui ont été tentés chez l'homme, et cela nous le ferons d'autant plus volontiers que les essais de sérothérapie proprement dite sont en si petit nombre qu'un chapitre, borné à leur seule étude, se réduirait à bien peu de chose.

Nous commencerons par exposer les essais d'immunisation active. Ces essais ont été faits soit au point de vue préventif, soit au point de vue curatif.

Pfeiffer et Kolle (1) ont institué sur des hommes sains

---

(1) Voir Index bibliographique, n° 70.

et n'ayant jamais eu la fièvre typhoïde une série d'expériences d'inoculations préventives contre cette affection. C'est, du reste, la seule tentative de ce genre que nous ayons à signaler. Dans ce but, ils se sont servis de cultures virulentes de bacille d'Eberth provenant de la rate d'un typhique, et émulsionnées dans du bouillon. Cette émulsion, dont chaque centimètre cube contenait 0 gram. 002 milligrammes de culture pure, — dose susceptible de tuer, par inoculation intrapéritonéale, un cobaye du poids de 300 grammes, — était stérilisée par l'exposition pendant plusieurs heures à une température de 56° dans l'autoclave.

On ne l'employait pour les expériences d'inoculation chez l'homme, qu'après s'être assuré, par des essais de culture, que les bacilles qu'elle contenait étaient réellement morts.

Le procédé d'inoculation consistait à injecter 1 cc. de cette émulsion stérilisée sous la peau de la région dorsale.

Les premiers symptômes réactionnels se montraient chez les inoculés au bout de 2 à 3 heures. C'étaient d'abord du frissonnement, du vertige, un malaise vague et des sensations douloureuses dans la région injectée. Puis, vers le soir, la température montait jusqu'à 38°5 et le sommeil devenait agité. Le lendemain, la température restait encore un peu élevée le matin, mais bientôt elle revenait à son niveau normal et tous les autres troubles provoqués par l'inoculation ne tardaient pas à disparaître. On n'a jamais observé d'abcès, ni même d'infiltration au point injecté.

Immédiatement avant, et quelques jours après l'inoculation, on prélevait, sur chaque sujet en expérience, au moyen de ventouses scarifiées, une certaine quantité de sérum sanguin et on déterminait le degré de l'action immunisante de ce sérum par rapport aux inoculations intrapéritonéales de cultures typhiques chez le lapin.

Ces expériences ont montré qu'une seule injection de 1 cc. de l'émulsion dont il s'agit provoque chez l'homme, au bout de six jours, une modification spécifique du sang conférant au sérum sanguin une action immunisante à l'égard de l'infection typhique expérimentale du lapin, et que cette action n'est nullement inférieure à celle que possède le sérum sanguin des convalescents de dothiénentérie.

En conséquence, Pfeiffer et Kolle estiment que ces inoculations sont susceptibles de conférer aussi à l'homme, vis-à-vis de l'infection typhique naturelle, le même degré d'immunité que laisse après elle la fièvre typhoïde.

Etudions maintenant les essais d'immunisation active tentés chez l'homme au point de vue curatif.

Fraenkel (1), en 1893, a traité 57 cas de fièvre typhoïde, graves et moyennement graves, par des cultures d'Eberth faites à 36° ou 37° et tuées par la chaleur à 60° à l'âge de 3 jours. Les cultures furent injectées aux malades, au début, dans la région hypogastrique en injections sous-cutanées, plus tard, profondément dans l'épaisseur du tissu musculaire.

A la suite de ces injections, la fièvre, de continue, devint rémittente ; on nota l'amélioration de l'état général, l'excitation de la diurèse, la production de sueurs ; la diarrhée diminua avec la température, chez la plupart

_____

(1) Voir Index bibliographique, n° 35.

des malades. Néanmoins, des complications sérieuses et des rechutes se montrèrent dans quelques-uns des 57 cas.

En 1895, Beumer et Peiper (1) ont observé que, chez des typhiques, l'injection de petites doses (0,05 cc. au plus) de cultures en bouillon chauffées à 55°-60° fit voir une amélioration évidente de la marche de la maladie. Dans 8 cas ainsi traités, après quelques injections, la maladie fut enrayée et l'apyrexie complète.

Abordons maintenant l'exposé des expériences de séro-thérapie proprement dite chez l'homme.

Ces expériences peuvent elles-mêmes se ranger en deux catégories suivant que les auteurs ont emprunté leurs moyens d'action à des convalescents de fièvre typhoïde ou à des animaux immunisés contre le bacille d'Eberth.

Hammerschlag (2), en 1893, injecte à des typhiques le sang de convalescents de fièvre typhoïde. Il n'obtient que des résultats négatifs.

Lewaschow (3), la même année, emploie du sang défribriné au lieu de sérum. Il recueille le sang de malades ayant eu la fièvre typhoïde, de 7 à 18 jours après la guérison.

Il fait des injections intraveineuses en quantité variable (de 15 à 90 cc.) aux malades, plusieurs fois dans le courant de la maladie (de 1 à 5 fois). Il conclut de ses expériences que le sérum et le sang d'hommes qui ont eu la fièvre typhoïde n'exercent pas d'influence sensible sur

_____

(1) Voir Index bibliographique, n° 10.
(2) Ibid., n° 45.
(3) Ibid., n° 58.

la marche des formes graves de cette maladie et sur l'intensité des symptômes. Le seul effet favorable du traitement serait, tout au plus, de provoquer, tout à fait à la fin de la maladie, une chute de la température. La durée de la maladie non seulement n'est pas abrégée par un tel traitement, mais elle paraît plutôt pouvoir se prolonger.

En 1896, Chantemesse (1) a traité par le sérum de chevaux immunisés ainsi que nous l'avons indiqué au chapitre précédent trois typhiques, dans les garde-robes desquels il avait, dit-il, trouvé des bacilles d'Eberth par la méthode d'Elsner.

Les deux premiers cas étaient de forme moyenne, arrivés au 8e et au 12e jour ; le 3e était un cas très grave, une forme ataxique et délirante chez un jeune homme. Entré à l'hôpital le 9e jour, il reçut une injection : le délire disparut dans la journée. L'auteur donne les trois courbes thermiques de ces malades. Le résultat de l'intervention a été que la maladie s'est amendée chaque jour, se comportant comme une fièvre typhoïde abortive. Le sérum antityphique a agi comme un élément excito-phagocytaire de premier ordre. Sept jours après le début du traitement, les malades étaient rendus à l'apyrexie et à la santé.

En 1897, Steele (2) a traité un cas de fièvre typhoïde par un sérum antityphique sur la préparation duquel nous n'avons du reste aucune indication. Dans l'espace de 8 jours, on fit au malade 5 injections sous-cutanées de

(1) Voir Index bibliographique, n° 23.
(2) Steele. — A case of typhoïd fever treated with antityphoïd serum : recovery (*British medical journal*, 1897, April, 7).

10 cc. chacune. On nota dès la première injection une amélioration de l'état général, la disparition des douleurs de tête et des membres. La température ne fut pas influencée d'une manière bien évidente. Il y eut un léger exanthème ressemblant à de l'urticaire ; du reste, pas d'autres effets nuisibles.

Malheureusement, nous ne croyons pas que l'auteur ait ultérieurement publié d'autres cas venant confirmer le premier.

Chantemesse, dans sa communication au Congrès de Madrid, en 1898, dit qu'il a expérimenté aussi sur l'homme son sérum antitoxique, dont nous avons donné le mode d'obtention dans le chapitre précédent.

L'auteur nous dit lui-même que la valeur de ce nouveau mode de traitement ne peut se juger que par l'étude de statistiques et d'observations nombreuses. Il ne nous donne pas l'observation détaillée des malades traités. Il dit cependant qu'il peut déjà annoncer que son sérum agit bien à la façon d'un antitoxique, diminuant et supprimant les phénomènes nerveux, abaissant la température et activant la guérison.

Néanmoins, depuis cette époque, nous ne connaissons pas d'autres publications de l'auteur sur ce sujet, et peut-être est-il à craindre que les résultats ultérieurs ne soient pas venus confirmer les expériences premières.

Jez (1), en 1899, a institué un nouveau traitement de la fièvre typhoïde par l'ingestion d'extraits d'organes de lapins immunisés. Nous avons vu, dans le chapitre précédent, la façon dont Jez immunisait ses animaux, et la manière dont il préparait l'extrait de leurs organes.

_____

(1) Voir Index bibliographique, n° 46.

Toutes les deux heures, le malade atteint de fièvre typhoïde absorbe, par la bouche, une cuillerée à soupe de ce remède. Quand les rémissions fébriles ont commencé à se produire, le remède n'est plus administré qu'à la dose de trois cuillerées par jour. Lorsque la fièvre a disparu, le malade continue pendant quelques jours la médication, à petites doses, prudemment administrées.

Sous l'influence de ce traitement, la fièvre, au bout de deux ou trois jours, de continue qu'elle était, devient rémittente; le pouls devient moins fréquent et régulier; l'état général s'améliore; la langue devient humide et se déterge; la quantité des urines augmente; deux ou trois jours de plus suffisent à amener une apyrexie complète. Ce qui montre bien qu'il s'agit d'une médication spécifique, c'est que ce remède antityphique est sans aucune action dans la pneumonie, l'influenza et la méningite tuberculeuse.

Comme on peut le voir par l'exposé précédent, les essais d'immunisation antityphique chez l'homme n'ont pas encore donné de bien brillants résultats. Les cas où les auteurs disent avoir obtenu de bons effets de leur traitement sont encore en trop petit nombre et n'ont pas, du reste, été assez confirmés dans la suite par d'autres cas analogues pour que l'on puisse se faire une idée bien exacte de la valeur réelle de ces traitements.

# CHAPITRE IV

## RELATIONS ENTRE LE BACILLE D'EBERTH ET LE BACILLUS COLI

En 1889, MM. Rodet et Gabriel Roux ont formulé pour la première fois cette thèse que le bacille d'Eberth n'était qu'une variété créée dans l'organisme du typhique, du *Bacillus coli communis* d'Escherich.

Nombreuses, en effet, sont les ressemblances qui existent entre ces deux bacilles. Ce n'est pas que nous voulions nier les différences qui existent entre le coli type et l'éberth type. Mais c'est surtout là une question de degré et entre le coli type (faisant fermenter le lactose, donnant de l'indol, coagulant le lait, donnant sur pomme de terre une culture purée de pois) et l'éberth type (ne faisant pas fermenter le lactose, ne donnant pas de l'indol, ne coagulant pas le lait, donnant sur pomme de terre une culture invisible), on trouve tous les intermédiaires.

Au point de vue morphologique, identité presque absolue ; le bacille coli aurait seulement quelques cils de moins.

Au point de vue des cultures, on a invoqué surtout les différences qui existent entre les cultures sur pomme de terre des deux bacilles. Mais, depuis que l'observation des bactériologues a été plus spécialement attirée sur ce point, les observations se sont multipliées de B. d'Eberth, absolument authentiques, donnant sur pomme de terre une culture épaisse, jaunâtre, tout à fait semblable à celle qui est la plus fréquente chez le B. coli, et cela sans qu'il soit nécessaire de modifier, au préalable, la réaction du milieu de culture. Réciproquement, on a vu des variétés de B. coli présenter sur pomme de terre les caractères de l'éberth. Enfin, en modifiant la réaction de la pomme de terre (Buchner) ou en portant atteinte à la vitalité des bactéries (Malvoz, Rodet et Roux, etc)., on a pu obtenir, presque à volonté, pour l'un ou l'autre bacille, tel ou tel aspect de la culture sur pomme de terre.

Tout dernièrement, M. Rodet a signalé (1) des variétés bacillaires, retirées de la rate de typhoïsant, après les délais d'autopsie, qui se comportaient comme des bacilles d'Eberth, non seulement en ce qui concerne l'indol, et l'absence d'action sur le lactose, mais encore en égard à l'action agglutinante des sérums, et qui, pourtant, végétaient sur pomme de terre comme des bactérium coli.

Ces deux bacilles présentent également des propriétés pathogènes identiques.

Tout d'abord, MM. Rodet et Gabriel Roux ont montré que le bacille d'Eberth, tout comme le bactérium coli, pouvait faire du pus ; par cette constatation, ils faisaient disparaître un des caractères différentiels admis jusqu'alors.

_____

(1) Rodet : Sur l'agglutination du bacille d'Eberth et du bactérium coli par le sérum des animaux immunisés. Bacilles typhiques à caractères spéciaux. Variabilité de l'aptitude agglutinative. Types de transition entre le bacille d'Eberth et le bactérium coli. (*Journal de Physiologie et de Pathologie générale*, n° 1, janvier 1900).

Ces mêmes auteurs, dans un important mémoire paru dans les *Archives de médecine expérimentale* de 1892, ont montré que les effets pathogènes de ces deux bacilles sur les animaux sont identiques, soit au point de vue des lésions anatomiques, soit au point de vue des troubles fonctionnels, des variations thermiques et de l'évolution de la maladie expérimentale. Les lésions que l'on détermine avec le bacille d'Eberth et qui ne sont pas sans ressemblance avec celles de la dothiénentérie, on les produit identiques avec le bactérium coli. Les troubles fonctionnels que détermine le bacille d'Eberth, le bactérium coli les produit semblables, avec les mêmes modalités. La forme comparée au choléra n'est pas spéciale au bactérium coli ; le type fébrile n'est pas particulier au bacille d'Eberth, mais appartient tout aussi bien à l'infection par le bactérium coli. Avec l'un et l'autre, ce sont les mêmes effets foudroyants, conduisant rapidement à la mort dans le collapsus, avec certaines combinaisons de doses et de virulence ; dans d'autres conditions, ce sont, aussi bien avec le bactérium coli qu'avec l'autre, des maladies fébriles plus ou moins graves, plus ou moins durables, dont l'une des formes, à type prolongé et continu, n'est pas sans analogie avec la fièvre typhoïde humaine.

Telles sont les principales conclusions de cet important mémoire ; pour le détail des expériences, nous nous bornerons à y renvoyer le lecteur.

Tout récemment, dans une thèse faite sous l'inspiration de M. le professeur Rodet, Mlle Zaïdmann (1) a mon-

---

(1) Zaïdmann. — Contribution à l'étude expérimentale du pouvoir pathogène des bacilles d'Eberth et coli (injections intra-spléniques) (Thèse de Montpellier, 1900).

tré qu'introduits directement dans la rate, voie d'introduction qui n'avait été presque pas étudiée, le bacille
d'Eberth et le bacterium coli produisent également des
effets identiques.

Mais, c'est surtout dans les propriétés spécifiques des
humeurs des immunisés, en particulier dans la propriété
agglutinative, que les partisans de la dualité ont cru trouver un caractère distinctif entre les deux bacilles.

« La propriété coagulante que nous venons d'étudier,
dit le professeur Dieulafoy dans son *Manuel de pathologie
interne* (10ᵉ édition, tome IV, p 77), clôt l'ère des discus-
sions et affirme au bacille typhique sa spécificité. »

Le sérum d'animaux immunisés contre le bacille
d'Eberth agglutinerait le bacille d'Eberth ; le sérum
d'animaux immunisés contre le bacille coli pourrait bien
agglutiner le bacille coli ; mais l'agglutination croisée
n'existerait pas.

Or, rien n'est moins exact, comme l'ont montré les
recherches de M. Rodet.

Cet auteur a, tout d'abord, observé (1) que le sérum
d'un animal immunisé contre le bacterium coli est loin
d'être inactif à l'égard du bacille d'Eberth, et récipro-
ment, que le sérum d'un sujet traité par le bacille d'Eberth
peut être agglutinant à l'égard de certaines races de bacterium coli. Il ne s'agissait pas là d'une propriété banale,
de l'ordre de celle que l'on trouve à certains sérums normaux ; mais, vu les doses actives, il fallait admettre que
le traitement par des cultures de bacterium coli fait acquérir au sérum une propriété spécifique à l'égard du bacille
d'Eberth, et réciproquement.

_____

(1) *Société de biologie*, 25 juillet 1896 et 2 octobre 1897.

Notons que le sérum-coli s'est montré plus actif pour le bacille d'Eberth que le sérum-éberth pour le coli.

Depuis lors, de nombreuses expériences ont encore montré dans nos sérums une action réciproque. C'est ainsi que nous avons obtenu un sérum-coli agglutinant le bacille d'Eberth au 1/10.000.

Il existe aussi entre les divers échantillons de bactérium coli des différences considérables quant à leur aptitude à être agglutinés par le même sérum. En présence de certains sérums d'immunisés, il y a beaucoup moins de différence entre l'ensemble des races dites bacilles d'Eberth, d'une part, et les races de bactérium coli, d'autre part, qu'il n'y en a entre les divers échantillons de bacilles de même nom, surtout de bactérium coli, comparées les unes aux autres, de telle sorte que, par cette réaction, le bacille d'Eberth se distingue moins du bactérium coli que les diverses variétés de ce dernier ne se distinguent entre elles.

M. Rodet (1) a observé, en outre, que, pour une race donnée, la manière d'être à l'égard des sérums n'est pas une propriété fixe et immuable. Les échantillons de B. coli, plus ou moins récemment isolés de l'organisme, ont une faculté d'agglutination très fréquemment nulle, très faible dans l'ensemble. Or, on peut voir une même race acquérir l'aptitude à être agglutinée, ou accroître celle qu'elle possède à un faible degré. Ce phénomène se réalise en

---

(1) Rodet. — Sur l'agglutination du bacillus coli et du bacille d'Eberth par le sérum des animaux immunisés. — Sur les races de bacille coli au point de vue de l'aptitude agglutinative. — Variabilité de cette propriété. (*Journal de Physiologie et de Pathologie générale*), n° 4, juillet 1899.

coïncidence avec le vieillissement dans le laboratoire ; il
parait être en rapport avec une série prolongée de cultures (en bouillon), à intervalles pas trop longs, bien mieux
qu'avec le vieillissement dans une même culture.

La faculté d'agglutination d'une race n'est pas seulement susceptible de s'accroître ; elle peut aussi s'amoin-
drir.

On peut constater ce phénomène sous l'influence de la
culture dans un milieu spécial, composé avec de la rate
de mouton. Après un certain nombre de passages en série,
dans ce milieu, de la race R (agglutinable au maximum
par nos sérums), on fait simultanément deux cultures en
bouillon, l'une avec le dernier terme de cette série, l'autre
avec le même bacille conservé en bouillon et n'ayant pas
passé par ce milieu ; et, sur ces deux cultures, au même
âge, au même moment, avec le même échantillon de
sérum, on fait la séro-réaction à 1/100 et à 1/10.000 : à
1/100 l'agglutination se fait bien pour les deux cultures,
mais elle est moins belle pour celle qui provient de la
série de cultures dans le milieu spécial ; à 1/10.000 il n'y
a pas d'agglutination sensible à l'œil nu dans cette dernière, tandis qu'il y a une assez belle réaction dans l'autre. On a également observé un amoindrissement de la
faculté d'agglutination à la suite d'une série de cultures
dans le même milieu, par une autre race (S, intestinale
typhique). Cette diminution de la faculté d'agglutination,
constatée après une série de cultures dans ce milieu,
parait coïncider avec un accroissement du pouvoir de ferment, en ce sens que les milieux lactosés sont plus éner-
giquement acidifiés.

Ainsi donc, pour une race donnée, la manière d'être à
l'égard des sérums n'est pas une propriété fixe et immua-

ble ; elle est susceptible d'augmenter et de diminuer.
L'accroissement paraît avoir une certaine relation avec
une diminution de l'activité et inversement.

De tous ces faits, M. Rodet conclut que la faculté d'agg-
glutination n'est pas une propriété spécifique sur laquelle
on puisse compter pour reconnaître à coup sûr les espèces
et, notamment, pour définir et distinguer le B. coli ; c'est
une *propriété contingente*. La réaction agglutinative exige
deux conditions : d'une part, la propriété spécifique du
sérum, acquise par l'immunisation ; mais aussi, d'autre
part, l'aptitude du microbe éprouvé à être agglutiné, c'est-
à-dire, ce que M. Rodet appelle l'*agglutinabilité absolue*.
Très probante lorsqu'elle est positive, la réaction dicte
seulement une réserve lorsque le résultat est négatif ou
faible.

D'autre part, on a noté (Césaris Demel et Orlandi, Sanarelli) que les animaux immunisés contre le B. coli étaient
réfractaires au B. d'Eberth et réciproquement, et l'on
verra dans le chapitre suivant que les sérums ont également une action réciproque au point de vue préventif.

# CHAPITRE V

## HISTORIQUE DES ESSAIS DE SÉROTHÉRAPIE COLIBACILLAIRE
### SUR L'ANIMAL

En 1893, Neisser (1), cherchant à trouver des caractères différentiels entre l'Eberth et le coli, fait des essais de vaccination contre le bacille d'Escherich ; mais ces expériences ne purent être menées à bien.

La même année, Césaris Demel et Orlandi (2) immunisent des animaux contre le bacterium coli et contre le bacille d'Eberth, et arrivent aux conclusions suivantes :

1° Le sérum des animaux immunisés contre le coli a des propriétés préventives et curatives contre l'infection par le coli. Même chose pour le bacille d'Eberth.

2° Aussi bien pour le coli que pour l'éberth, la propriété préventive du sérum est plus grande que la propriéte curative ; il semble donc que le sérum ait besoin d'un certain temps pour agir.

3° Pour les deux bacilles, le sérum retiré d'une espèce animale déterminée est efficace aussi pour d'autres espèces animales.

---

(1) Voir Index bibliographique, n° 64.
(2) Ibid., n° 30.

4° L'activité du sérum est indépendante du lieu de l'injection.

5° Il n'y a absolument aucun rapport entre la propriété préventive et curative du sérum et son pouvoir antiseptique *in vitro*.

6° Le sérum des animaux immunisés contre le bactérium coli a aussi des propriétés préventives et curatives envers l'infection typhique ; l'action croisée est aussi grande que l'action homologue.

Ils ajoutent que, comme le coli est plus facilement et plus fortement virulent, il donne chez les animaux rendus réfractaires un sérum d'une valeur supérieure, aussi bien dans l'action thérapeutique que dans l'action préventive, à celle du sérum fourni par les animaux rendus réfractaires au bacille typhique.

Cette différence est beaucoup plus marquée dans la sérothérapie réciproque, où une quantité donnée de sérum d'animaux rendus réfractaires pour le bactérium coli, à parité de conditions, donne, relativement à l'infection du bacille typhique, un pouvoir plus grand que celui que l'on obtient dans la sérothérapie homologue.

Finalement, ces auteurs pensent que les produits de ces deux bacilles se comportent relativement à l'immunisation et à la sérothérapie comme biologiquement équivalents.

En 1896, Albarran et Mosny (1) ont cherché à utiliser le sérum sanguin des animaux vaccinés contre le bactérium coli pour prévenir et pour guérir l'infection urinaire, qui, on le sait, est presque toujours due à l'action de ce bacille.

---

(1) Voir Index bibliographique, n° 3.

Ils ont essayé trois méthodes vaccinales :

1° Les inoculations répétées et progressivement croissantes de cultures virulentes de bactérium coli ;

2° Les inoculations répétées et progressivement croissantes de toxines obtenues en filtrant la macération des
organes d'animaux morts d'infection colibacillaire;

3° Enfin les inoculations alternantes de ces filtrats et
de cultures virulentes.

C'est cette dernière méthode qui leur a permis d'obtenir
chez les animaux l'immunité la plus solide.

Ils ont étudié le sérum des animaux ainsi vaccinés au
double point de vue de son pouvoir préventif et de son
pouvoir curateur.

L'inoculation de ce sérum immunise le cobaye à la dose
de 1/20 de cc. contre la dose mortelle de culture inoculée
24 heures après. Un cobaye, vacciné avec 1/4 de cc. de ce
sérum, a résisté à l'inoculation de 20 fois la dose mortelle
faite 24 heures après.

Ils ont inoculé simultanément la culture virulente et le
sérum préventif ; le mélange de la dose mortelle de cette
culture avec une goutte de sérum a suffi pour empêcher
l'animal de succomber.

Le pouvoir curateur de ce sérum n'est pas moins considérable que son pouvoir préventif; les cobayes infectés
avec deux fois la dose de culture mortelle pour les témoins
survivaient lorsque, 2 heures après l'inoculation infectante, ils recevaient 2 cc. de sérum curateur.

Leurs expériences ont porté sur 250 cobayes, 40 lapins
et 6 chiens ; les propriétés immunisantes et curatives de
ce sérum (dont ils avaient au préalable essayé l'innocuité)
s'étant montrées très élevées chez des animaux aussi

différents, les auteurs se sont cru autorisés à l'employer chez l'homme.

Nous parlerons de ces derniers essais dans le chapitre suivant.

Lœffler et Abel (1), en 1896, ont immunisé des animaux contre le B. coli, en même temps qu'ils immunisaient d'autres animaux contre le bacille d'Eberth.

Ils ont noté que l'on n'obtient contre l'un de ces deux microbes une action curative à un haut degré qu'avec le sérum d'animaux immunisés à l'aide du même microbe.

Ils ont vu que le sérum antityphique vaccine contre une dose un peu plus forte de bacillus coli que le sérum normal; de même l'action du sérum curatif contre le colibacille est un peu plus marquée vis-à-vis du bacille typhique que celle du sérum normal.

Mais chaque sérum, d'après eux, n'a de pouvoir curatif bien marqué que vis-à-vis du bacille qui a servi à immuniser l'animal dont il provient.

En 1897, Lesage (2) a fait des essais de sérothérapie contre le colibacille en vue de combattre la diarrhée infantile. L'agent de la diarrhée infantile est, d'après lui, un coli virulent que l'on trouve dans le lait bu par les enfants qui présentent des troubles digestifs. C'est en employant ce B. coli virulent que l'auteur a immunisé un animal; il s'est servi de l'âne. Le sérum qu'il a obtenu était doué de propriétés immunisantes qu'il put mettre en évidence sur de petits cobayes d'un poids inférieur à 300 gr. En effet, tandis que les animaux témoins meurent toujours

(1) Voir Index bibliograph n° 59.
(2) *Ibid.*, n° 57

en 12 heures, les cobayes qui ont reçu 1/3 de cc. de sérum antitoxique guérissent dans la moitié des cas, et ceux qui meurent ne succombent qu'au bout de 10 à 15 jours.

En 1899, Celli et Valenti (1) ont fait des essais de sérothérapie colibacillaire en vue de combattre la dysenterie. En se fondant sur les propriétés que possèdent les toxines fournies par certains B. coli, Celli a réussi à isoler et caractériser une variété constante de ces bacilles, qu'aucun trait morphologique ne permet cependant de différencier d'avec un coli quelconque, et à laquelle il a donné le nom de colibacille de la dysenterie, à raison de la fonction spécifique qu'il attribue à ce microbe dans l'étiologie de cette maladie.

En précipitant des cultures en bouillon au moyen de l'alcool, Celli et Valenti ont obtenu, sous forme d'un mélange de protéine et de toxine, une substance active qui leur a servi à des essais d'immunisation à l'égard de cette toxine. En injectant à un âne des doses progressivement croissantes de cette substance, ils parvinrent à le rendre réfractaire absolument à l'action de la toxine et obtinrent ainsi un sérum dit sérum A. D'autre part, Valenti prépara, d'après la méthode dont s'était servi Koch pour la tuberculine, des extraits de culture qu'il désigna par analogie avec les tuberculines TR et TO sous le nom de CR et CO. Ces extraits furent également utilisés pour des essais d'immunisation pratiqués sur deux ânes, dont l'un donna (avec CR) le sérum B, l'autre (avec CO) le sérum C.

(1) Voir Index bibliogr., n° 21.

Or, d'expériences instituées sur le chat et le chien, il résulte que le sérum A est le plus actif des trois, aussi bien comme agent immunisant que comme agent thérapeutique. Les sérums B et C ne sont pas dépourvus de propriétés immunisantes, mais, au point de vue du traitement, leur effet est nul (sér. C) ou incertain (sér. B).

Nous verrons dans le chapitre suivant les essais que ces auteurs firent de leur sérum sur l'homme.

# CHAPITRE VI.

## HISTORIQUE DES ESSAIS DE SÉROTHÉRAPIE COLIBACILLAIRE SUR L'HOMME

Ces essais sont en fort petit nombre. La sérothérapie colibacillaire n'a jamais été appliquée chez l'homme au traitement de la fièvre typhoïde. On l'a utilisée contre l'infection urinaire, la diarrhée infantile, la dysenterie.

En 1896, Albarran et Mosny (1) ont essayé le sérum dont nous avons donné le mode d'obtention dans le chapitre précédent contre l'infection urinaire, dans le service du professeur Guyon, à Necker. Ils ont pratiqué des inoculations sous-cutanées de sérum et, d'un autre côté, ils ont cru utile d'injecter dans la vessie de leurs malades une certaine quantité de sérum. Ils ont, en effet, observé expérimentalement qu'une très petite quantité de sérum mélangée à la culture en détruit les effets. Ces recherches sur la sérothérapie de l'infection urinaire chez l'homme leur ont donné de bons résultats. Ils ont appliqué la sérothérapie non seulement pour combattre l'infection déjà développée, mais encore, d'une manière préventive, pour empêcher l'éclosion d'accidents dont l'évolution est certaine dans un délai déterminé.

_____

(1) Voir Index bibliographique, n° 4.

En 1897, Lesage (1) a essayé un sérum colibacillaire (dont nous avons donné le mode d'obtention dans le chapitre précédent) sur 52 enfants atteints de diarrhée infantile sérieuse, sans aucun autre traitement.

La dose d'injection a été de 5 cc., recommencée ou non le lendemain.

Les résultats obtenus ont été les suivants : 26 fois les phénomènes morbides ont cessé en 48 heures ; 14 fois, il a obtenu une diminution nette des signes d'infection et de diarrhée ; et, après 5 ou 6 jours, les enfants sont revenus à la santé ; 12 fois le résultat a été nul.

Dans les cas où la diarrhée était verte, acide, biliaire, l'injection a fait immédiatement disparaître cette teinte, ce qui montre l'action évidente de ce sérum sur le foie.

Ces chiffres sont intéressants ; mais ils ne suffisent pas à prouver l'action du sérum ; il faudrait, en effet, connaître d'une manière plus explicite, quelle était la forme clinique de ces diarrhées infantiles. Souvent, on le sait, elles guérissent toutes seules, et, d'autre part, il y a 12 cas où l'échec a été complet, bien que l'infection fût due au colibacille.

En 1899, Celli et Valenti (2) ont essayé leur sérum (dont nous avons donné la composition dans le chapitre précédent) sur des malades atteints de dysenterie. Dans 6 cas récents, on parvint à juguler la maladie très rapidement ; le sang disparaît des garde-robes au bout de 2 à 3 jours et la guérison s'établit promptement. Dans un septième fait, se rapportant à une femme de 80 ans,

---

(1) Voir Index bibliographique, n° 57.
(2) *Ibid.*, n° 21.

malade depuis trois semaines, le traitement spécifique resta inefficace. D'autre part, sur 4 cas récents, survenus à la même époque et traités par les moyens usuels, 3 se terminèrent par la mort. Ce sont donc là des résultats encourageants, mais il y a encore trop peu de faits pour que l'on puisse se prononcer sur la valeur thérapeutique des injections de sérum dans la dysenterie.

Nous avons terminé ce qui se rapporte à l'historique de la sérothérapie antityphique et colibacillaire. Nous allons exposer maintenant, dans une seconde partie, nos recherches expérimentales.

# DEUXIÈME PARTIE

## RECHERCHES EXPÉRIMENTALES

---

### PLAN

Les expériences que nous relatons dans notre thèse ont porté, en majeure partie, sur la propriété préventive du sérum des animaux immunisés contre le B. d'Eberth et contre le B. coli.

Nous avons fait, cependant, un très grand nombre d'expériences sur la propriété agglutinative de nos divers sérums. Les relater ici, excèderait de beaucoup les limites que nous sommes obligé d'assigner à notre travail.

Du reste, la plupart des résultats obtenus ont été déjà l'objet de plusieurs communications à diverses Sociétés savantes de la part de notre Maître, M. le professeur Rodet. Nous avons eu l'occasion de les rappeler dans le chapitre IV de notre Historique. Aussi, nous bornerons-nous simplement, au début de l'étude de chacun de nos divers sérums, à dire quel est son pouvoir agglutinatif. Le lecteur pourra ainsi établir, de lui-même, une comparaison entre le pouvoir agglutinatif et le pouvoir préventif.

Pour ce qui a trait au pouvoir préventif, la majeure partie de nos expériences ont porté sur le sérum d'animaux immunisés ; mais nous en relatons un certain nombre faites avec des extraits d'organes (rate et moelle osseuse). Comme on a pu s'en convaincre dans l'Historique, les expériences de cette dernière catégorie sont encore en assez petit nombre dans la science.

Enfin, nous avons fait également quelques expériences avec le sérum et les extraits d'organes d'animaux infectés. Ce dernier point a été également assez peu étudié par les auteurs.

En conséquence, nous avons cru devoir adopter le plan suivant dans la rédaction de notre travail.

Dans un premier chapitre, nous exposons les différentes méthodes d'immunisation que nous avons employées.

Le deuxième chapitre est consacré à quelques considérations sur les méthodes d'épreuve des sérums, ainsi que sur les raisons qui nous ont conduit à expérimenter avec les extraits d'organes.

Les chapitres suivants sont consacrés aux expériences faites avec nos divers sérums d'immunisés. Nous avons pris pour base de notre division, le mode d'immunisation et non pas l'espèce animale ayant servi à l'immunisation ou la distinction en sérum-coli et sérum-éberth. Cette méthode nous a paru être la plus commode pour le groupement de nos diverses expériences.

Dans chaque chapitre ayant trait à un mode d'immunisation particulier, nous étudions successivement le sérum-coli et le sérum-éberth, et pour chacun de ces sérums, son action vis-à-vis de divers modes d'infection chez diverses espèces animales.

Le chapitre huitième est consacré aux expériences faites avec le sérum d'animaux infectés, et le chapitre suivant aux expériences sur les extraits d'organes (rate et moelle osseuse) de sujets neufs, immunisés ou infectés.

# CHAPITRE PREMIER

## MÉTHODES D'IMMUNISATION

Ainsi qu'on a pu s'en convaincre dans l'Historique, les auteurs ont employé les méthodes les plus diverses pour immuniser les animaux contre le bacille d'Eberth et le bactérium coli.

Néanmoins, il ne ressort pas de l'étude de ces différents travaux une impression précise sur la meilleure méthode d'immunisation, pas plus que sur l'espèce animale la plus favorable pour préparer le sérum. C'est ce qui explique la diversité des méthodes que nous avons employées.

Nous avons fait des expériences parallèles avec le bactérium coli et avec le bacille d'Eberth. Nos expériences sur le bactérium coli sont même plus nombreuses que nos expériences sur le bacille d'Eberth. Cela aura peut-être lieu de surprendre, dans un travail où l'on comptait, d'après le titre, qu'il serait surtout question de séro-thérapie de la fièvre typhoï

Mais déjà, dans un précédent chapitre, nous avons indiqué les relations intimes qui existent entre le bacille d'Eberth et le bactérium coli.

Nous ne dirons rien de la nouvelle pathogénie de la fièvre typhoïde que la parenté de ces deux bacilles peut faire concevoir. Nous ne dirons pas quelle est l'extrème rareté du bacille d'Eberth, dans les eaux typhogènes, combien il est rare également de le rencontrer dans les selles des typhiques ; dans plus de 150 analyses d'eau, faites par M. le docteur Poujol, chef de service à l'Institut Bouisson-Bertrand, le bacille d'Eberth n'a pas été rencontré une seule fois ; nous-même, dans une cinquantaine de selles de typhiques, nous ne l'avons jamais isolé ; du reste, l'autorité nécessaire nous manquerait pour formuler cette doctrine pathogénique.

Pour ceux qui admettent cette étroite parenté entre le B. coli et le B. d'Eberth, pour ceux qui croient à cette pathogénie de la fièvre typhoïde issue du rapprochement de ces deux bacilles, il ne paraîtra pas étonnant que l'on essaie le sérum-coli dans cette maladie. Mais supposons que l'on n'admette pas cette théorie ; nous n'en dirons pas moins que l'étude de l'immunisation des animaux contre le B. coli et l'étude du sérum ainsi obtenu peuvent être très profitables à la sérothérapie de la fièvre typhoïde.

En effet, l'expérimentation nous montre que le B. d'Eberth et le B. coli se comportent d'une façon très analogue au point de vue de leur mode d'action sur l'organisme, du mode de réaction de ce dernier, des propriétés de leur sérum. A tous ces points de vue, ces deux bacilles semblent obéir aux mêmes règles. Le B. coli peut donc être pris pour sujet d'étude. Les conclusions que l'on tirera de cette étude sur le meilleur mode d'immunisation, sur l'espèce animale la plus favorable, sur le délai de saignée, etc., pourront ensuite être mis en pratique pour l'obtention d'un sérum-eberth. Or, on sait qu'il est beaucoup plus facile de se procurer du B. coli que du B. d'Eberth. De cette façon, on pourra varier les races em-

ployées, on pourra, surtout, se procurer un bacille virulent pour l'infection chez les animaux qui devront servir à
l'épreuve du sérum.

Pour toutes ces raisons, nous croyons que nos expériences parallèles avec le B. coli et le B. d'Eberth, en vue
d'arriver à la sérothérapie de la fièvre typhoïde, sont jus-
tifiées.

Ces considérations préliminaires terminées, voici quel-
les sont les méthodes d'immunisation que nous avons
employées :

1° Immunisation par cultures chauffées ;

2° Immunisation par cultures filtrées ;

3° Immunisation par extraits glycérinés de corps bacillaires ;

4° Immunisation par les cultures vivantes.

1° *Immunisation par cultures chauffées.* — Au début,
nous avons employé la méthode la plus généralement
suivie par les auteurs, consistant à injecter, sous la peau,
des doses croissantes de cultures complètes tuées par la
chaleur.

Nous faisions usage de cultures en bouillon qui, après
un temps d'incubation de 48 heures à 8 jours, suivant leur
volume, étaient stérilisées par l'immersion dans un bain-
marie à 45° pendant 2 ou 3 heures. Chez une jument, dont
l'immunisation fut commencée par cette méthode, on
injecta au début, sous la peau, de faibles doses (3 cc. pour
la 1re injection) ; dans l'espace d'un mois, on avait atteint
les doses de 80 cc.

Ces cultures chauffées, introduites sous la peau, déterminent, à dose moyenne, un certain degré d'abattement,
une élévation passagère de la température et des troubles

locaux légers; à haute dose, la mort et des lésions
locales graves.

Ces troubles locaux consistent en : de la congestion,
poussée souvent jusqu'aux ecchymoses, dans le tissu cellulaire et les muscles voisins de l'œdème, qui chez le
cobaye, lorsque l'injection a été faite sous la peau des
flancs, peut occuper toute la paroi abdominale inférieure
et la paroi thoracique jusqu'aux aisselles ; du sphacèle,
portant sur le tissu cellulaire, sur les muscles voisins (qui
deviennent friables et jaunâtres, ou lie de vin par infiltration hématique, et dégagent une odeur spéciale), sur
la peau, qui, en cas de guérison, devient le siège d'une
escarre étendue même à petite dose ; enfin, et c'est là un
des plus grands inconvénients de l'emploi des cultures
chauffées pour l'immunisation, on note la production
d'abcès, qui s'observent avec le plus de fréquence chez le
cheval.

2° *Immunisation par cultures filtrées.* — Avec la première méthode, nous avons obtenu un sérum très aggglu-
tinant, mais doué d'un pouvoir préventif médiocre. Le
fait, généralement admis par les auteurs, que cette
méthode ne donne pas un sérum antitoxique, qu'il existe
une relation entre le pouvoir antitoxique et l'immunisation
par les toxines, et le pouvoir préventif plutôt médiocre de
notre sérum ainsi préparé, nous engagèrent à employer
l'immunisation par de grandes quantités de cultures
filtrées.

Pour l'obtention de ces toxines, nous employons de
grandes cultures en bouillon glycosé et glycériné que
nous filtrons sur porcelaine après un séjour de 6 à 7 jours
à l'étuve à la température de 37°.

Ces produits solubles produisent à peu près les mêmes
effets que les cultures chauffées : ils sont pyrétogènes,
vasodilatateurs, phlogogènes et sphacélisants, mais ils ne
sont pas pyogènes, et c'est là le grand avantage que l'on
trouve dans leur emploi. Ils sont donc bien plus maniables
que les cultures chauffées, surtout lorsqu'il s'agit du
cheval, et l'on peut arriver rapidement à en donner des
doses énormes, qu'il est difficile d'atteindre avec les cultures chauffées.

Ces produits de filtration sont du reste loin d'être iner-
tes ; ils sont aptes à donner des sérums doués de la propriété préventive et d'un pouvoir agglutinatif élevé (1)
(1/1000 chez le cobaye), ce qui montre que l'acquisition
de cette propriété n'exige pas, comme on l'avait cru tout
d'abord, le contact de l'organisme avec les corps microbiens eux-mêmes.

3° *Immunisation par les extraits glycérinés de corps
bacillaires.* — Dans l'hypothèse où toutes les substances
utiles à l'immunisation ne seraient pas contenues dans les
produits de filtration, et où une partie resterait fixée sur
les corps bacillaires, nous avons employé alternativement
les injections de produits solubles et de corps bacillaires.
Nous n'avons pas, du reste poursuivi, longtemps ces
essais : le sérum obtenu ne présentait pas, en effet, de
meilleures propriétés.

Pour obtenir ces corps bacillaires, on partait d'une

_____

(1) Voir Rodet : Sur les propriétés immunisantes des produits
solubles du bacille d'Eberth et du bacille coli, et, en particulier,
sur leur aptitude à faire naître dans les humeurs le pouvoir agglutinatif. (Soc. de Biologie, 16 juillet 1898).

grande culture en bouillon glycosé et glycériné de 1 litre, que l'on filtrait sur porcelaine. On raclait les corps bacillaires restés sur la bougie, et on émulsionnait le produit de raclage dans 100 cc. de liquide composé de parties égales de glycérine et d'eau; dans cette émulsion, les bacilles meurent au bout de quelques jours.

Ces corps bacillaires sont surtout pyogènes ; ils déterminent des troubles généraux et des troubles locaux moins accentués que les cultures chauffées et que les cultures filtrées.

1° *Immunisation par les cultures vivantes.* — Nous avons employé les cultures vivantes en injections sous-cutanées et en injections intra-veineuses.

En injections sous-cutanées, les cultures vivantes produisent à peu près les mêmes effets que les cultures tuées par la chaleur, bien entendu quand il s'agit de gros animaux et qu'il n'y a pas possibilité d'infection générale. Il faut du reste environ 4 fois moins de cultures vivantes que de cultures chauffées pour produire les mêmes effets.

Cette méthode nous a donné de bons résultats vis-à-vis de l'infection intra-péritonéale, mais a eu peu d'effet vis-à-vis de l'infection sous-cutanée.

En employant les cultures vivantes en injections intra-veineuses, nous avions pour but de faciliter la dissémination des bacilles dans l'organisme et de les mettre ainsi à même de se fixer dans les points de cet organisme les plus favorables à la production des substances préventives.

Il est enfin une méthode d'immunisation que nous n'avons pas encore employée, et qui a été déjà mise en pratique, ainsi qu'on a pu le voir dans l'Historique, par

Albarran et Mosny pour la sérothérapie de l'infection urinaire. C'est celle qui consiste à injecter des toxines obtenues en filtrant la macération des organes d'animaux morts d'infection.

En effet, on interprète assez généralement le peu d'activité des produits de filtration du B. d'Eberth et du B. coli en disant que les produits toxiques de ces bacilles sont fixés sur les corps bacillaires. M. Rodet (1) ne souscrit pas à cette opinion. En effet, il a observé que les cultures chauffées, malgré la présence des corps bacillaires, ne l'emportent pas facilement sur les cultures filtrées. En outre, les corps bacillaires, tués par 55 degrés et lavés, puis émulsionnés dans de l'eau stérilisée ou du bouillon, sont loin d'être plus toxiques que les cultures filtrées, comme cela devrait être dans l'hypothèse du poison intra-cellulaire.

Il en faut des doses relativement plus fortes pour déterminer la mort ; à dose correspondante, ils élèvent beaucoup moins la température que les produits solubles sous la forme de cultures chauffées ou filtrées. Ainsi donc le peu d'activité que l'on trouve, en général, aux cultures filtrées des bacilles d'Eberth et coli ne tient pas à ce que la toxine serait fixée sur les corps bacillaires. Les produits actifs diffusent réellement dans le milieu de culture.

Cette faible toxicité des produits solubles, rapprochée de l'activité des mêmes cultures vivantes, tend à faire

---

(1) Rodet : Sur les propriétés toxiques des cultures des bacilles d'Eberth et coli. Toxicité comparée des produits solubles et des corps bacillaires. (Soc. de Biologie, juillet 98).

penser que ces bacilles ne peuvent pas fabriquer *in vitro*, dans les cultures, une toxine semblable à celles qu'ils produisent dans l'organisme ; et peut-être faudrait-il voir là, d'après M. Rodet, un exemple d'une matière toxique indirectement produite dans l'économie par le mécanisme de la fermentation, hypothèse rendue vraisemblable par les propriétés zymotiques des bacilles en question et le caractère des lésions que les tissus subissent de leur part ou de la part de leurs produits solubles. Il semble donc très logique, ainsi qu'Albarran et Mosny l'ont fait avec succès, d'aller chercher cette toxine active dans les extraits d'organes d'animaux morts en état d'infection.

M. Rodet (1). pensant que les propriétés acquises par les humeurs d'un organisme impressionné par un microbe sont étroitement spécifiques et se rapportent tout particulièrement à la variété dont l'organisme a reçu l'impression ; que ces propriétés s'exercent aussi généralement à l'égard des autres variétés de la même espèce, mais à des degrés divers, et non pas nécessairement ; que, par suite, si telle est la spécificité des propriétés communiquées au sérum, qu'elles se rapportent plus particulièrement à la variété du microbe par laquelle on impressionne l'organisme, il y aurait avantage, pour la préparation d'un sérum thérapeutique, à soumettre un animal à un certain nombre de variétés d'une même espèce microbienne, nous avons mis ce principe en pratique, principalement pour la préparation du sérum-coli, à cause de la grande

(1) Rodet. — Réflexions sur la spécificité des propriétés acquises par les humeurs des animaux immunisés et sur la méthode de préparation des sérums thérapeutiques.

facilité que l'on a de se procurer des variétés nombreuses de ce bacille.

En raison du peu d'efficacité du sérum de Marmoreck, nous n'avons pas cru, non plus, qu'il y ait avantage à exalter un microbe vis-à-vis d'une espèce animale déterminée. Nous avons pensé qu'il valait mieux prendre les bacilles tels qu'ils sont au sortir de l'organisme, et, pour ne pas trop, cependant, laisser s'affaiblir leur virulence, multiplier les variétés, ce qui, en outre, présente le grand avantage que nous avons signalé plus haut.

Pour l'introduction de nos matières d'immunisation, nous avons employé la voie sous-cutanée et la voie intraveineuse. Nous n'avons pas eu recours à l'immunisation par injections intrapéritonéales, méthode employée cependant par un certain nombre d'auteurs. Nous avons pensé, en effet, que les injections par la voie sous-cutanée et surtout par la voie intraveineuse, étaient plus aptes à impressionner la totalité de l'organisme. Par injections intrapéritonéales, l'immunité s'obtient très rapidement, il est vrai (une seule injection suffit) ; mais il y a là très probablement un processus en partie local.

En outre, ce qui caractérise aussi bien les cultures de bacille d'Eberth que celles de bactérium coli (1), c'est qu'elles agissent d'une façon brutale, déterminant des effets extrêmement énergiques et rapides, ou insignifiants pour de faibles écarts de dose. Ce qui caractérise ce mode d'action, c'est « la brutalité des doses suffisantes ». Mais

---

(1) Rodet. — Sur les propriétés favorisantes des produits solubles du bacille d'Eberth et du bacille coli (*Soc. de biologie*, juillet 98).

c'est surtout en injection intrapéritonéale que la brutalité
de la dose suffisante est manifeste. Tandis qu'une dose
convenable donne une infection suraiguë, une dose à
peine moindre laisse survivre l'animal, qui a les plus grandes chances d'échapper, s'il ne meurt pas dans les 24 heures. Ce mode d'immunisation est donc assez aléatoire.
Par son emploi, on s'expose à perdre de nombreux animaux ; la chose est, il est vrai, d'assez peu d'importance,
quand il s'agit simplement de cobayes ou de lapins ;
il n'en est plus de même quand il s'agit de gros animaux.

Pour toutes ces raisons, nous n'avons pas employé
les injections intrapéritonéales comme méthode d'immunisation.

# CHAPITRE II

QUELQUES CONSIDÉRATIONS SUR LES MÉTHODES D'ÉPREUVE
DES SÉRUMS, AINSI QUE SUR LES RAISONS QUI NOUS ONT
CONDUIT A EXPÉRIMENTER AVEC LES EXTRAITS D'ORGANES.

La plupart des auteurs emploient, pour éprouver leur
sérum, l'infection par la voie péritonéale, étant donné que
c'est une voie très favorable chez le cobaye. Nous n'avons
que rarement employé cette méthode.

Nous dirons, du reste, que vis-à-vis de cette infection
péritonéale, on obtient aisément un sérum préventif,
(comme on le verra d'après plusieurs expériences citées
dans le chapitre IV,) si bien, même, que le sérum d'animal neuf est actif dans ce cas (Voir chapitre III).

En effet, si le sérum est introduit dans le péritoine
avant la culture, on peut avoir affaire surtout à un
accroissement local de la résistance, et s'il est introduit
dans le péritoine en même temps que la culture, ainsi
que le font nombre d'auteurs, l'expérience est encore plus
critiquable, car il s'y joint, sans doute, des phénomènes
d'agglutination.

Il ne faut pas oublier que l'intoxication joue un grand
rôle dans les effets de ces bacilles et que, par suite, il
faut se préoccuper de manifester l'action antitoxique du

sérum ; il nous a paru plus indiqué d'essayer nos sérums à l'égard de l'infection générale, réalisée soit par l'injection sous-cutanée, soit mieux par l'injection intraveineuse.

Au début, nous avons employé l'infection sous-cutanée, parce qu'alors nous expérimentions principalement sur le cobaye, qui se prête mal à l'injection intraveineuse. Plus tard, nous avons employé l'injection intraveineuse chez le lapin, pour faire prédominer l'intoxication générale et nous l'avons même, alors, employée chez le cobaye, malgré sa difficulté, car l'introduction, dans les veines des cultures de nos bacilles est le mode d'infection le plus favorable, supérieur à l'injection dans le péritoine, même chez le cobaye (1).

Un des gros ennuis que l'on rencontre dans la pratique, quand il s'agit d'éprouver un sérum, c'est la variabilité vraiment déconcertante que présentent les cultures de coli et d'Eberth dans leur pouvoir infectant et surtout dans leur pouvoir toxique (2).

Il serait de la plus haute importance, cependant, pour l'épreuve d'un sérum, de pouvoir manier la virulence d'une culture avec assez de sûreté pour qu'on n'ait pas à redouter une trop grande différence dans les effets produits, quand on se place dans des conditions aussi identiques que possible. Or, rien n'est plus difficile à obtenir.

(1) Voir Zaïdmann : Contribution à l'étude du pouvoir pathogène des bacilles d'Eberth et coli. (Thèse de Montpellier, 1900.)

(2) Voir Rodet : Recherche des conditions qui influent sur le pouvoir infectant et la toxicité des cultures des bacilles d'Eberth et coli.

Au début, nous avons fait usage de cultures en bouillon ordinaire (tubes ou petits ballons contenant environ 10 cc. de bouillon), qui étaient employées à l'âge de 48 heures, époque où leur pouvoir infectant atteint son maximum.

Les cultures en milieu plus abondant ne sont pas plus actives, bien au contraire. Une culture en 100 centimètres cubes, et surtout en 1 litre de bouillon, se montre toujours, quel que soit l'âge auquel on l'éprouve, moins active, toutes choses égales d'ailleurs, qu'une petite culture ; cette infériorité porte sur le pouvoir toxique plus encore que sur le pouvoir infectant.

En outre, les bacilles, tels que les fournit l'organisme humain, donnent des cultures douées d'un pouvoir infectant toujours relativement faible.

Disons enfin, et c'est là le fait déconcertant, que des cultures de la même race, faites dans des conditions semblables, dans du bouillon de même formule, peuvent présenter des différences considérables quant à leur pouvoir infectant et surtout quant à la toxicité de leurs produits de filtration.

M. Rodet, recherchant la cause de ces particularités et les moyens d'améliorer le rendement toxique, avait d'abord pensé que la faible toxicité et la prompte diminution d'activité pouvaient tenir à ce que la toxine était, au fur et à mesure de sa production, rapidement altérée par l'oxygène. L'expérimentation l'a forcé à abandonner cette hypothèse.

Partant alors de l'idée que le bouillon ordinaire ne se prête pas à l'élaboration de produits toxiques aussi actifs que ceux que les bacilles d'Eberth ou coli fabriquent dans l'organisme humain, il a cherché l'influence de divers changements dans la composition du milieu.

Le bouillon glycosé et glycériné a donné des cultures sensiblement plus actives, toutes choses égales d'ailleurs, que le bouillon peptoné ordinaire, surtout en ce qui concerne le pouvoir infectant ; l'avantage ne s'est guère manifesté à l'égard du pouvoir toxique.

Le bouillon sérum (mélange de bouillon et de sérosité d'ascite) n'a pas donné de bons résultats. La culture n'est pas plus active, au contraire ; même avec de la sérosité humaine, la production de la toxine n'est pas favorisée. Le seul avantage, c'est qu'une culture peut être conservée plus longtemps dans ce milieu, sans atténuation.

Nous fîmes alors usage de cultures dans de la bouillie de viande. Ce milieu est composé de 100 gr. de viande hachée, à laquelle on ajoute 50 gr. d'eau salée à 10 p. 1000. Le tout est stérilisé à l'autoclave à 120° pendant une demi-heure. Il en résulte une masse de viande incomplètement décolorée, sur laquelle se trouvent de petites masses de graisse solidifiée, baignant dans un peu de liquide trouble qui tient en suspension une grande quantité de particules solides.

Nous avons ensuite substitué à ce milieu des bouillies préparées de même avec de la pulpe splénique de mouton.

Les cultures, dans ces deux derniers milieux, étaient employées au bout de 4 à 5 jours d'étuve à 37°.

Les cultures en bouillie de viande sont déjà un peu plus infectantes que les cultures en bouillon ; les cultures en bouillie de rate, elles, sont beaucoup plus actives. En injectant sous la peau du cobaye le liquide tenant en suspension des particules solides, on voit que la dose mortelle est moindre, pour une race bacillaire donnée, que celle d'une culture en bouillon, et cela, qu'il s'agisse de B. coli ou de B. d'Eberth. Dans une telle culture, il y a une différence sensible entre la partie solide et la partie liquide : la première est manifestement la plus active : le pouvoir infectant est d'autant plus grand que le liquide injecté contient en suspension une plus grande quantité de particules solides.

M. Rodet, s'étant assuré que l'activité de ces cultures en bouillie de rate n'est pas due à ce que ces bacilles prennent dans ce milieu une virulence plus grande, ni à ce que les particules solides introduites en même temps que la culture exerceraient une action favorisante, a pensé que la supériorité du pouvoir infectant de ces cultures en bouillie est liée à une supériorité de la toxicité.

La partie liquide d'une telle culture, filtrée sur porcelaine, donne sur le cobaye, comme toxicité, des résultats très variables : parfois les produits de filtration ne se montrent pas plus actifs que ceux des cultures en bouillon, et c'est même le cas le plus fréquent ; d'autres fois, on voit des sujets mourir en quelques heures, à la suite de l'injection de 10 centimètres cubes.

M. Rodet fut amené à expérimenter avec des bouillies soumises, avant le passage à l'autoclave, à une putréfaction plus ou moins avancée, à la suite des curieux faits suivants observés par nous.

Au début de janvier 1899, nous avions isolé des matières fécales d'un typhique du service de M. le professeur Carrieu, un coli qui, dans nos cahiers d'expérience, est désigné sous le nom de coli U.

Ayant alors besoin d'un nouveau coli à bref délai, nous avions employé le procédé suivant : un ballon de bouillon ordinaire avait été ensemencé avec une trace des matières fécales du typhique, et mis aussitôt à l'étude à la température de 44°. Dès qu'un trouble commença à apparaître, on fit à un cobaye une injection intrapéritonéale de 1 cc. de cette culture. On ensemença avec sa sérosité péritonéale plusieurs tubes (de 10 cc.) de bouillie de rate. Le 12 janvier, nous injectâmes à deux cobayes, dans le tissu cellulaire sous-cutané de l'aisselle, 2 cc. 1|2 de cette culture de coli U; l'un (cob. I) reçut la partie liquide contenant très peu de particules solides; (cob. II), la partie liquide très chargée de particules solides.

Aussitôt après l'injection, le cob. II fait des bonds saccadés; à chaque bond, il se détache du sol par extension brusque des quatre membres et retombe sur place. La respiration est rare, saccadée; il tombe couché sur le flanc, a quelques convulsions et meurt, le tout ayant duré 6 à 7 minutes.

Chez le cobaye I, les phénomènes furent moins intenses; immédiatement après l'injection, quelques petits sauts analogues à ceux du précédent, mais moins prononcés; la mort ne survint, chez lui, qu'au bout d'une heure et quart.

Nous observâmes un certain nombre de fois, les mêmes phénomènes avec des cultures de coli U en bouillie de rate, issues de la précédente.

Mais ces cultures de coli U, n'étaient pas pures; à l'examen microscopique, outre les éléments coli-bacillaires qui prédominaient, et de beaucoup, on voyait quelques bacilles longs, droits, rigides, épais, immobiles, à bouts coupés carrément.

Toutes nos tentatives pour l'isolement de ce bacille furent vaines. D'autre part, les cultures de coli U pur, ne

produisaient pas les mêmes effets. Du reste, les cultures
de la série impure se montrèrent de moins en moins actives ; et nous n'y constatâmes plus que du bactérium coli.
Nous devons ajouter que ces cultures impures, en bouillie
de rate exhalaient une odeur infecte, qu'étaient loin
de présenter les cultures pures de bactérium coli dans le
même milieu.

Quoi qu'il en soit de l'interprétation de ces faits (par
exemple, exaltation possible de la virulence du colibacille par un autre bacille provenant soit des matières
fécales, soit du milieu de rate lui-même peut-être insuffi-
samment stérilisé), M. Rodet fut amené par eux, à expérimenter avec des bouillies soumises, avant le passage à
l'autoclave, à une putréfaction plus ou moins avancée.
Ce sont précisément ces milieux qui ont donné le meilleur
rendement toxique. Sans obtenir avec eux des phénomènes aussi rapidement mortels qu'avec les cultures initia-
les de coli U impur, nous observâmes dans la majorité des
cas, des effets bien plus marqués qu'avec les cultures en
bouillie de rate non putréfiée.

Les résultats sont variables suivant le degré de la putréfaction. C'est en laissant séjourner la macération à l'étuve
à 37°, pendant 10 à 12 heures (pour 50 gr. de pulpe splénique, dans 100 gr. d'eau salée) que nous avons obtenu
le meilleur résultat. Toutefois, même dans des conditions
en apparence identiques, la toxicité est encore variable ;
il faudrait sans doute, régler méthodiquement, non seulement le degré, mais la qualité de la putréfaction.

Quant aux essais de sérum à l'égard de l'infection par
les veines, nous faisions usage de cultures de 18 heures
en bouillon ordinaire.

Constatant que, chez les animaux immunisés contre le

coli ou l'éberth, le sérum présentait des propriétés préventives en somme assez peu accentuées, en égard à ce
qu'on avait obtenu dans d'autres infections, nous nous
sommes demandé si, chez les animaux immunisés contre
le B. coli ou le B. d'Eberth, les matières préventives ne
se trouveraient pas en plus grande abondance dans certains organes, notamment la rate et la moelle osseuse.
C'est ainsi que nous avons été amené à expérimenter avec
les extraits d'organes.

La préparation de ces extraits est, du reste, bien simple. On sacrifie l'animal et, avec toutes les précautions
voulues, on retire l'organe en question, dont on broie un
poids déterminé dans un mortier, avec une certaine quantité de bouillon stérilisé.

Il est bon d'ajouter un peu de verre pilé stérilisé pour
faciliter le broiement et avec l'espoir d'agir ainsi mécani-
quement sur les éléments même du tissu. On filtre après
un certain nombre d'heures de macération à la glacière et
on obtient un liquide sur lequel on peut opérer comme
avec le sérum.

Dans l'idée que, peut-être au moment de l'infection,
il pouvait y avoir déjà formation dans l'organisme de
substances préventives, nous avons fait aussi quelques
expériences avec le sérum et les extraits d'organes d'animaux en état d'infection.

# CHAPITRE III.

Nous avons fait quelques expériences avec le sérum d'animaux n'ayant encore subi aucun traitement, pour voir si ce sérum n'aurait pas une certaine action préventive.

Citons, d'abord, une expérience faite par M. Rodet, à Lyon (1), dans laquelle on avait employé, suivant la technique la plus usitée, l'infection péritonéale. M. Rodet a essayé le sérum d'un mouton neuf à l'égard de l'infection intrapéritonéale du cobaye par le bacille d'Eberth.

## Expérience I

Le 27 juillet 1896, 4 cobayes A, B, C, D, reçoivent, en péritoine, la même dose d'une culture en bouillon de bacille d'Eberth.

Les deux cobayes A et B avaient reçu, 24 heures à

_____

(1) Voir Odilon Martin : « Les méthodes de prophylaxie et de thérapeutique de la fièvre typhoïde fondées sur la microbiologie ». — Thèse de Montpellier, 1897.

l'avance, 1/600 de leur poids de sérum de mouton neuf dans le péritoine.

Ce sérum était dénué de pouvoir agglutinatif à l'égard du bacille d'Eberth.

Les cobayes témoins, C et D, moururent en moins de 15 heures ; les cobayes traités, A et B, survécurent.

Il résulte de là que le sérum d'un sujet neuf peut être préventif à l'égard du bacille d'Eberth, lorsque l'infection est faite par le péritoine.

Mais il ne paraît pas en être de même pour les autres modes d'infection, comme le montrent les expériences suivantes :

### Expérience II

9 Juillet 1899. — Le sérum provenait d'un chien neuf, sacrifié la veille. La culture employée était une culture en bouillon âgée de deux jours et demi d'un coli provenant des matières fécales d'un typhique (coli Z de nos cahiers d'expérience).

Cobaye I, P, 430 gr. Sous peau 1/4 cc. sérum de chien neuf, 4 cc. de coli Z. Mort en 1 jour 1/2.

Cobaye II, P, 210 gr. Sous peau 1/2 cc. sérum de chien neuf, 4 cc. de coli Z. Mort en 13 jours.

Cobaye III, témoin P, 510 gr. Sous peau, 4 cc. de coli Z. Mort en 2 jours 1/2.

Cobaye IV, témoin P, 275 gr. Sous peau, 4 cc. de coli Z. Survie.

Il semble donc résulter de cette expérience une influence plutôt favorisante du sérum de chien neuf vis-à-vis de l'infection sous-cutanée du cobaye par le coli.

## Expérience III

Action du sérum de chien neuf contre coli Z chez le lapin

Le 9 Juillet 1899. — 4 lapins, A (P= 1.100 gr.) ; B (P= 1700 gr.) ; C (P= 2300 gr.) ; D = 2,200 gr.) reçoivent en injection intra-vein. 3 cc. 5 de culture en bouillon de coli Z, âgée de 2 jours 1/2.

Les lapins A et B reçoivent simultanément en injection sous-cutanée 1/2 cc. et 1 cc. du sérum du chien neuf employé dans l'expér. II.

Le lapin A meurt en 3 h. ; le lapin B en 6 h. ; le lapin C en 8 h. et le lapin D en 15 heures.

Le sérum de chien neuf semble donc avoir exercé un léger effet favorisant sur l'infection intra veineuse du lapin par le coli.

Action du sérum de cheval neuf contre coli Z chez le lapin.

## Expérience IV

Le 17 novembre 1899, 4 lapins : A (P = 2,300 gr.), B (P = 2.100 gr.), C (P = 2.150 gr.), D (P = 2.200 gr.), reçoivent dans les veines 3 cc. d'une culture de coli Z en bouillon de 48 heures.

Les cobayes A et B, avaient reçu dans les veines, le 16 novembre, 1/2 cc. et 1 cc. de sérum d'un cheval neuf ; la même dose avait été renouvelée le 17 novembre par la même voie en même temps que la culture.

Le lapin A meurt en 10 jours ; le lapin B survit.

Le témoin C meurt en 3 jours ; le témoin D survit, mais est assez malade. On ne peut pas conclure de là avec certitude que le sérum a eu quelque influence.

Signalons en passant un fait que nous retrouverons souvent dans nos autres expériences ; c'est l'influence des conditions individuelles.

# CHAPITRE IV

EXPÉRIENCES AVEC LE SÉRUM D'ANIMAUX IMMUNISÉS PAR
INJECTIONS SOUS - CUTANÉES DE CULTURES COMPLÈTES
VIVANTES OU CHAUFFÉES.

A. — SÉRUM COLI

### 1° *Premier mouton immunisé contre le coli*

Ce mouton avait reçu, à la date du 22 juillet 1896, dans
l'espace de quatre mois, 35 cc. de cultures complètes
vivantes d'un bacille coli d'intestin normal (coli R) sous
la peau et seulement 12 cc. de cultures chauffées. Les
cultures employées étaient des cultures vieillies, douées
de peu d'activité.

### Expérience V

22 juillet 1896.— Ce sérum, donné chez le cobaye dans
le péritoine, à la dose de 1/600, 1/1.500 et 1/3.000 24 heures avant l'injection intrapéritonéale d'une culture de coli,
se montre préventif.

Les témoins meurent en moins de 15 heures. Les deux
cobayes à 1/600 et 1/1.500 survivent ; seul, le cobaye à
1/3.000 succombe.

Il se montre également préventif dans les mêmes conditions et aux mêmes doses contre l'infection intrapéritonéale d'éberth.

## Expérience VI

27 juillet 1896. — Le même sérum donné chez le cobaye aux doses de 1/1.500 à 1/1.600 dans le péritoine 24 heures avant une culture d'éb. donné également en péritoine, se montre doué du pouvoir préventif.

Ce mouton coli, bien qu'ayant reçu peu de cultures vivantes ou chauffées sous la peau, se montre donc doué du pouvoir préventif vis-à-vis de l'infection intrapéritonéale du cobaye soit par le coli, soit par l'éberth. Remarquons aussi que les cultures injectées à ce mouton étaient des cultures qu'on laissait à dessein vieillir, sous la suggestion des idées de Sanarelli.

## 2° *Deuxième mouton immunisé contre le coli*

Cet autre mouton avait reçu, depuis le 26 mars 1897, date du début des inoculations, au 29 mai 1897, environ 100 cc. de cultures du même coli R chauffées et 14 cc. environ de cultures vivantes.

Ce sérum agglutinait coli R à 1/100.000 et l'éberth R à 1/10.000.

## Expérience VII

Le 2 février 1898, le sérum de ce deuxième mouton coli (du 22 juin 1897) donné chez le cobaye sous la peau, aux doses de 1/650 à 1/1.000, 24 heures avant l'injection de corps

bacillaires d'éberth I, a nettement une action préventive.
Des deux témoins, l'un meurt en 11 jours avec des ulcérations intestinales, l'autre survit, mais après avoir présenté des lésions locales très accentuées. Les deux traités
ont présenté seulement des lésions locales très minimes.

### Expérience VII *bis*

(2 février 1898)

Expérience sur l'action préventive du sérum vis-à-vis de l'infection sous-
cutanée par les corps bacillaires d'éberth I.

Sérum du mouton-coli n° 2, de juin 1897.

Emulsion de corps bacillaires d'éberth I, faite après
filtration le 18 janvier, d'une culture de trois jours. Cette
émulsion a à peu près la richesse d'une culture en bouillon.

Cobaye I (P. = 650 gr.) :

    2 février. — 1 cc. sérum, sous peau.

    3     —     8 cc. émulsion éberth, sous peau.

    4     —     Très léger œdème.

    Survie.

Cobaye II (P. = 500 gr.) :

    2 février. — 1|2 cc. sérum, sous peau.

    3     —     8 cc. émulsion éberth, sous peau.

    4     —     Pas d'œdème.

    Survie.

Cobaye III (P. = 490 gr.), témoin.

    3 février. — 8 cc. émulsion éberth, sous peau.

    4     —     Œdème assez considérable, doulou-
                reux.

    7     —     Sphacèle de la peau ; plaie.

    Survie.

Cobaye IV (P. = 520 gr.), témoin :

3 février. — 8 cc. émulsion éberth, sous peau.

4 — Gros œdème.

Mort le 17 février, avec des ulcérations intestinales.

Il résulte de là que le sérum coli a exercé une action préventive à l'égard de l'infection éberthienne. Les traités n'ont présenté que des lésions locales très minimes. Des témoins, l'un a survécu, mais a présenté des lésions locales très accentuées, l'autre est mort d'une maladie subaiguë ayant duré quatorze jours, et dont il n'est pas sans intérêt de faire remarquer l'analogie avec la fièvre typhoïde humaine.

## B. — Sérum-Éberth

Un troisième mouton, mouton-éberth, avait reçu, du 12 mars 1896 au 10 juillet 1896, en 19 injections sous-cutanées, 16 cc. de cultures chauffées et 41 cc. de cultures vivantes d'éb. R. (bacille d'Eberth de laboratoire).

On faisait usage des cultures âgées. L'intervalle entre la dernière injection et la saignée avait été de 10 jours.

### Expérience VIII

22 juillet 1896. — Ce sérum, donné chez le cobaye aux doses de 1/600 à 1/3000 dans le péritoine, 24 heures avant l'injection intrapéritonéale d'une culture d'éberth R, se montre préventif. Les témoins meurent en moins de 15 heures ; les traités survivent.

# CHAPITRE V

### A. — Sérum-coli

## 1° *Sérum du deuxième mouton-coli*

Ce mouton, qui avait reçu d'abord des cultures chauffées et vivantes sous la peau, est immunisé à partir de novembre 1897 par des cultures filtrées.

Du 2 novembre 1897 au 15 février 1898, il reçoit sous la peau 665 cc. de toxines de coli R. Il est saigné en mars 1898, 23 jours après la dernière injection. (Sérum de mars 1898).Ce sérum agglutinait coli R. à 1/20.000, éberth R à 1/2.000, éberth I à 1/500, un autre coli (coli rate) à 1/100.

Du 6 mai 1898 au 5 juin 1898, ce mouton reçoit sous la peau 130 cc. de toxines de coli R, en 4 injections. Il est saigné en juillet 1898, 31 jours après la dernière injection (Sérum de juillet 1898).

Du 19 juillet 1898 au 23 septembre 1898, le même mouton reçoit sous la peau 510 cc. de toxines de coli R. en 11 injections. Il est saigné en octobre 1898, 22 jours après la dernière injection. (Sérum d'octobre 1898). Son pouvoir agglutinatif était à peu près le même qu'en mars 1898.

Du 20 octobre au 25 novembre 1898, ce mouton reçut 300 cc. de toxines de coli B. sous la peau, en 5 injections. Il fut saigné en janvier 1899, un mois et demi après la dernière injection (Sérum de janvier 1899).

Du 8 février 1899 au 27 mai 1899, il reçut 940 cc. de toxines de coli B. en 9 injections. Il fut saigné en juin 1899. (Sérum de juin 1899).

*Action du sérum vis-à-vis de l'infection sous-cutanée*

## Expérience IX

(2 décembre 1898)

Sérum d'octobre 1898, en injections sous-cutanées, à l'égard de cultures complètes de coli sous la peau des cobayes

La culture employée était une culture en bouillie de rate de 18 heures, d'un B. coli (coli S).

Cobaye I (P. = 620 gr.) :

    26 novembre 1898, 2 cc. de sérum sous peau.

    28    —    —    —

    30    —    —    —

    2 déc.    —    6 cc. cube de culture.

Ce cobaye survit, après avoir eu un gros œdème.

Cobaye II (P. = 320 gr.) :

    26 novembre 1898, 1 cc. de sérum sous peau.

    28    —    —    —

    30    —    —    —

    2 déc.    —    4 cc. de coli S.

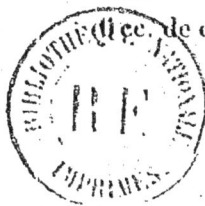

Ce cobaye survit, après avoir été un peu plus malade que le cobaye I.

Cobaye III (P. = 310 gr.), témoin :

2 déc. 1898, 6 cc. coli S, sous peau.

Ce cobaye meurt dans la nuit du 2 au 3.

Ainsi donc, le sérum donné plusieurs jours d'avance, en injections réitérées, a été très efficace.

**Expérience X**

(9-10 mai 1899)

Expérience sur le pouvoir préventif du sérum à l'égard de l'infection sous-cutanée chez le cobaye

10 mai 99. — Sérum de janvier 1899.

Culture de coli U en bouillie de rate non putréfiée, âgée de 7 jours.

Cobaye I (P. = 390 gr.) :

    9 mai: 1/2 cc. sérum, sous peau.

    10 —    5 cc. culture, sous peau.

    11 —    Gros œdème.

    13 —    Mort.

Cobaye II (P. = 370 gr.) :

    9 mai. — 1 cc. sérum, sous peau.

    10 —    5 cc. culture, sous peau.

    11 —    Gros œdème, état général médiocre.

    13 —    État local amélioré, état général bon.

    22 —    Petite escarre, va très bien.

Cobaye III (P. = 250 gr.), témoin :

    10 mai. — Sous peau, 5 cc. de culture.

    Mort le 11 matin.

Cobaye IV (P. = 240 gr.), témoin :

10 mai. — Sous peau, 5 cc. de culture.

11 — Extrêmement malade, gros œdème.

Mort le 12, matin.

En résumé :

Témoins : morts en 15 h. et 36 h.

Cobaye traité par 1|2 cc. : mort en trois jours.

Cobaye traité par 1 cc. : survie.

Le sérum de janvier 1899 a donc été efficace à l'égard de l'infection sous-cutanée chez le cobaye.

### Expérience XI

(5-6 avril 1898)

Expérience sur l'action préventive du sérum mouton-coli de mars 1898, à l'égard de l'infection sous-cutanée chez le cobaye

Sérum de mars 1898.

Culture de coli R de 18 h., en bouillon.

Cobaye I (P. = 500 gr.) :

5 avril. — 1|1 cc. de sérum, sous la peau.

6 — 5 cc. de culture, sous la peau.

16 — Bon état général. Survie.

Cobaye II (P. = 470 gr.), témoin :

6 avril. — 5 cc. de culture, sous la peau.

7 — Œdème assez gros, douloureux.

16 — Large escarre sèche.

L'efficacité du sérum de mars 1898 s'est donc traduite ici par une réduction des lésions locales chez les cobayes traités.

Il résulte donc de là que le sérum d'un mouton immunisé exclusivement par des cultures filtrées peut exercer une action préventive vis-à-vis de l'infection sous-cutanée chez le cobaye.

On peut remarquer que le pouvoir préventif de ce sérum n'est pas aussi élevé qu'aurait pu le faire prévoir son fort pouvoir agglutinatif.

### Expérience XI bis

(3 août 1899)

Expérience sur le pouvoir préventif du sérum coli à l'égard de l'infection par l'éberth.

Sérum de juin 1899.

Culture d'éberth R en bouillie de rate, à l'âge de 5 jours.

Cobaye I (P. = 270 gr.) :

    3 août. — Matin : sous peau, 1|2 cc. sérum ;

            Soir : sous peau, 5 cc. de la culture.

    4 —     Œdème moyen ; état général médiocre.

    Survie.

Cobaye II (P. = 300 gr.) :

    3 août. — Matin : sous peau, 2 cc. sérum ;

            Soir : sous peau, 5 cc. de la culture.

    4 —     Gros œdème.

Cobaye III (P. = 270 gr.) :

    3 août. — Matin : sous peau, 2 cc. sérum ;

            Soir : sous peau, 5 cc. de culture.

    4 —     Gros œdème.

    Survie.

Cobaye IV (P. = 320 gr.) :

    3 août. — Simultanément sous peau : 1|2 cc. sérum, 5 cc. de culture.

    4 —     Œdème moyen.

    Survie.

Cobaye V (P. = 300 gr.) :

    3 août. — Simultanément sous peau : 1/2 cc. sérum,
                5 cc. de culture.

    4   —      Œdème moyen.

    Survie.

Cobaye VI (P. = 335 gr.) :

    3 août. — Simultanément sous peau : 2 cc. sérum,
                5 cc. de culture.

    4   —      Œdème moyen.

    Survie.

Cobaye VII (P. = 320 gr.) :

    3 août. — Simultanément sous peau : 2 cc. sérum,
                5 cc. de culture.

    4   —      Œdème moyen.

    5   —      Survie.

Cobaye VIII (P. = 290 gr.) ; témoin :

    3 août. — Sous peau, 5 cc. de culture.

    Mort le 7 août.

Cobaye IX (P. = 300 gr.) ; témoin :

    3 août. — Sous peau, 5 cc. de culture.

    Mort le 7 août.

Cobaye X (P. = 270 gr.) ; témoin :

    3 août. — Sous peau, 5 cc. de culture.

    4   —      Œdème plat, avec sphacèle ; état géné-
                ral mauvais.

    9   —      Grosse escarre.

    Survie.

En résumé, le sérum coli en injections sous-cutanées a exercé une action préventive et curative manifeste chez le cobaye vis-à-vis de l'infection sous-cutanée par l'éberth.

*Expériences sur l'action préventive du sérum à l'égard
des cultures complètes données par la voie intra-péritonéale.*

## Expérience XII

### (19-21 novembre 1898)

Sérum d'octobre 1898, donné sous la peau 2 jours avant
la culture.

Culture de coli S de 18 h. en bouillon dans le péritoine.

Cobaye I (P = 390 gr.) :

19 novembre. — Sous peau, 1 cc. de sérum.

21      —      En péritoine, 1 cc. de culture.

22      —      Etat général bon.

Survie.

Cobaye II (P = 400 gr.) :

19 novembre. — Sous peau, 1 cc. de sérum.

21      —      En péritoine, 2 cc. de culture.

Trouvé mort le 22 novembre matin.

Cobaye III (P. = 410 gr.), témoin :

21 novembre. — En péritoine, 1 cc. de culture.

Bien portant le 22 et le 25.

Survie.

La mort du cobaye II à sérum s'explique par la quantité
plus grande de culture qu'il a reçue. Toutefois, il ne ressort
de là aucune action utile du sérum. Cette expérience
confirme la brutalité de l'injection péritonéale, la survie
des sujets qui ne succombent pas rapidement.

### Expérience XIII

(24 novembre 1898)

Expérience analogue à la précédente avec une quantité plus forte de culture, afin d'avoir la mort du témoin.

Même sérum (oct. 1898).

Culture en bouillon de coli S. âgée de 3 jours.

Cobaye I (P. = 450 gr.) :

    19 novembre. — 1 cc. de sérum, sous la peau.

    22    —    1 cc. de sérum, sous la peau.

    24    —    2 cc. de culture, en péritoine.

    Mort le 25.

Cobaye II (P. = 410 gr.):

    19 novembre. — 1 cc. de sérum, sous la peau.

    22    —        id.

    24    —    3 cc. de culture, en péritoine.

    Mort le 25.

Cobaye III (P. = 310 gr.) témoin :

    24 novembre. — 2 cc. de culture en péritoine.

    Mort le 25.

Le sérum d'octobre 1898 *en injection sous-cutanée* se montre donc tout à fait inefficace à l'égard d'une culture de coli donnée dans le péritoine.

Ce sérum, administré sous la peau, s'est donc montré moins efficace à l'égard de l'infection péritonéale qu'à l'égard de l'infection sous-cutanée. Constatons donc, en passant, comme nous le disions dans un chapitre précédent, que l'infection péritonéale n'est pas assimilable aux autres modes d'infection.

Étudions maintenant les effets de ce sérum vis-à-vis de l'infection intraveineuse.

*Action du sérum vis-à-vis de l'infection intraveineuse*

### Expérience XIV
(17 mai 1899)

Sérum mouton-coli de janvier 1899, donné en injection intraveineuse.

Culture en bouillon de coli U de 18 h., filtrée sur papier.

Lapin I (P. = 2.200 gr.) :

    17 mai, 9 h. matin. — 1|2 cc. sérum, en veine.

    17 — 5 h. soir. — 3 cc. culture, en veine.

    18 — Diarrhée, malade.

    19 — Mort.

Lapin II (P. = 1.600 gr.) :

Même traitement que le précédent.

    18 mai. — Malade.

    19 — id.

    22 — Très maigre.

Mort le 24 mai.

Lapin III (P. = 1.750 gr.) :

    17 mai, 9 h. matin. — 3 cc. sérum, en veine.

    17 — 5 h. soir. — 3 cc. culture, en veine.

    18 — Etat général bon.

    19 — id.

Lapin IV (P. = 1.850 gr.) :

Même traitement que le précédent.

    18 mai. — Va bien.

    19 — id.

    26 — Amaigrissement.

Lapin V (P. = 1.900 gr.), témoin :

    17 mai, 5 h. soir. — 3 cc. culture, en veine.

    18 — Va bien

    19 — id.

    26 — Amaigrissement considérable.

    31 — Maigreur squelettique ; adynamie extrême ;

    Mort : P. = 1.150gr. (perte = 750 gr.).

Lapin VI (P. = 1.700 gr.), témoin :

    17 mai. — Même traitement que le précédent.

(Ce sujet ne paraît pas très bien portant, poils hérissés, oreilles rugueuses).

Mort le 18, matin.

Vu la discordance des résultats en ce qui concerne les deux témoins, il est difficile de conclure. Cependant, le sérum en injection intraveineuse paraît avoir exercé un effet préventif à la dose de 3 cc. Remarquons que le peu d'effet du sérum coïncide précisément avec un faible pouvoir infectant de la culture, fait que nous aurons à plusieurs reprises l'occasion de relever.

### Expérience XV

(5 juillet 1899)

Expérience sur le pouvoir préventif du sérum en injections intraveineuses réitérées vis-à-vis de l'infection intraveineuse chez le lapin.

Sérum mouton-coli de juin 1899.

Culture de coli Z en bouillon de 18 h., filtrée sur papier.

Lapin I (P. = 1.900 gr.) :

    5 juillet. — 2 cc. de sérum, en veine.

    5 — 3 cc. de culture.

Trouvé mort le matin 6 juillet (une partie du sérum avait été par mégarde injectée sous la peau).

Lapin II (P. = 1.650 gr.) :

    5 juillet. — 1 cc. de sérum, en veine.

    5    —    3 cc. de culture.

    6    —    Etat général très mauvais, même injection de sérum.

    7    —    Etat général mauvais, id.

    8    —    Maigre, diarrhée, id.

10, 11, 12  —    Chaque jour, même injection de sérum.

    10    —    Etat général mauvais.

    13    —    Etat général meilleur, diarrhée, même injection de sérum.

    15    —    Même injection de sérum.

    17    —    Maigreur et impotence extrêmes.

    18    —    1|2 cc. de sérum, en veine.

    21    —    Poids = 920 gr.

Mort le 21 juillet.

Lapin III (P. = 2.400 gr.).

    5 juillet. — 1|2 cc. de sérum, en veine.

    5    —    3 cc. de culture, id.

    6    —    Etat général assez bon, diarrhée, même injection de sérum.

    7    —    Etat général assez bon, id.

    8    —    Etat général bon, un peu de diarrhée, même injection de sérum.

10, 11, 12  —    Même injection de sérum.

    13    —    Va bien, on cesse les injections.

Survie.

Lapin IV (P. = 1,900 gr.), témoin :

    5 juillet. — 3 cc. de culture, en veine.

Trouvé mort le 6 juillet, matin.

Lapin V (P. = 1,650 gr.), témoin :

5 juillet. — 3 cc. de culture, en veine.

6 — Diarrhée ; état général mauvais.

Trouvé mort le 8 juillet, matin.

Le sérum mouton-coli en injection intraveineuse a donc exercé une action préventive et curative vis-à-vis de l'infection intraveineuse chez le lapin.

### Expérience XVI
(6 mai 1899)

Expérience sur le pouvoir préventif du sérum mouton-coli en injection sous-cutanée, vis-à-vis de l'infection intraveineuse du lapin.

Sérum mouton-coli de janvier 1899.

Culture en bouillon de coli U de 18 heures, filtrée sur papier.

Lapin I (P. = 1,900 gr.) :

5 mai. — 1/2 cc. sérum, sous peau.

6 — 1 cc. de culture, en veine.

Mort le 10 mai, après-midi.

Lapin II (P. = 1,850 gr.) :

5 mai. — 1/2 cc. sérum, sous peau.

6 — 1 cc. de culture, en veine.

Trouvé mort le 7 mai, à 8 heures du matin.

Lapin III (P. = 2,000 gr.) :

5 mai. — 3 cc. sérum, sous peau.

6 — 1 cc. culture, en veine.

Mort le 7 mai, entre 8 et 10 heures du matin.

Lapin IV (P. = 1,800 gr.) :

5 mai. — 3 cc. sérum, sous peau.

6 — 1 cc. culture, en veine.

Mort le 7 mai dans l'après-midi.

Lapin V (P. = 2,250 gr.), témoin :
  6 mai. — 4 cc. culture, en veine.
  Mort le 11 mai.
Lapin VI (P. = 1,850 gr.), témoin :
  Mort le 18 mai.

Donc, dans cette expérience, le sérum a été favorisant en injection sous-cutanée à l'égard de la culture dans les veines, en coïncidence, ainsi que nous l'avons déjà constaté, avec un faible pouvoir infectant de la culture.

### 2° *Sérum d'une jument immunisée contre le coli*

Le 13 août 1897, on commence l'immunisation d'une jument par injections sous-cutanées de cultures de coli R, chauffées à 55°, après 8 jours d'étuve. Du 13 août 1897 au 16 février 1898, cette jument reçut en injections sous-cutanées 1,420 cc. de culture chauffées. Ces injections furent mal supportées, et donnèrent lieu à de volumineux abcès. Elle fut saignée en mars 1898. Son sérum agglutinait coli R à 1/20,000, coli B à 1/10,000, éberth R à 1/500, éberth I à 1/400.

Du 28 mars 1898 au 15 juin de la même année, elle reçut, toujours en injections sous-cutanées, 1,430 cc. de cultures filtrées de diverses races de coli. Elle fut saignée le 15 juillet, un mois après la dernière injection.

Après chaque injection, on notait une élévation passagère de la température. Localement, les injections étaient très bien supportées.

Du 6 août 1898 au 29 octobre 1898, elle reçut 1,930 cc. de toxines de diverses races de coli, toujours en injections sous-cutanées ; elle fut saignée en novembre, 21 jours après la dernière injection.

Du 24 novembre 1898 au 1er février 1899, elle reçut, sous la peau, 750 cc. de toxines de coli et 20 cc. d'extraits glycérinés de corps bacillaires ; elle fut saignée le 28 février, soit 27 jours après la dernière injection.

Le sérum de cette jument a été employé, d'abord à l'égard de l'infection sous-cutanée, et ensuite à l'égard de l'infection intraveineuse.

*Action du sérum vis-à-vis de l'infection sous-cutanée*

### Expérience XVII
(19 juillet 1898)

Expérience sur le pouvoir préventif vis-à-vis de l'infection sous-cutanée du cobaye

Sérum de juillet 1898.

Cultures complètes de coli-rate, en bouillon de 18 heures.

Cobaye I (P. = 240 gr.) :

18 juillet. — 1/2 cc. sérum, sous peau.

19 — 5 cc. culture, sous peau.

20 — Œdème très étendu, peu saillant, sensible ; état général passable.

25 — Large placard, avec œdème sous-cutané manifeste.

27 — Grande escarre qui se détache. — Survie.

Cobaye II (P. = 250 gr.) :

18 juillet. — 1 cc. de sérum, sous peau.

19    —      5 cc. de culture, sous peau.

20    —      OEdème étendu, saillant et très sensible ; état général passable.

21    —      OEdème ramolli au centre (sphacèle), très sensible; état général mauvais.

25    —      Large ramollissement ; suintement.

27    —      Large plaie.

Mort le 17 août, avec des suppurations caséeuses, péritonéales et viscérales.

Cobaye III (P. = 270 gr.) :

18 juillet. — 1/4 cc. sérum, sous la peau.

19    —      5 cc. de culture, sous la peau.

Mort le 20 juillet.

Cobaye IV (P. = 170 gr.), témoin :

19 juillet. — 3 cc. culture, sous peau.

Mort le 20 juillet, à 7 heures du matin.

Cobaye V (P. = 170 gr.), témoin :

19 juillet. — 3 cc. culture, sous peau.

Mort le 20 juillet, matin.

Cobaye VI (P. = 200 gr.), témoin :

19 juillet. — 5 cc. culture, sous peau.

Mort le 20 juillet.

Cobaye VII (P. = 170 gr.), témoin :

19 juillet. — 5 cc. de culture sous peau.

Mort le 20 juillet.

Cette expérience nous montre une action préventive manifeste du sérum, malgré un délai de saignée de un mois et bien que la jument n'ait reçu qu'une assez faible dose de toxines relativement à son poids (400 kilos). Le cobaye à 1 cc. de sérum a survécu. Pour le cobaye à 1/2 cc., il y a eu un retard considérable de la mort. Le cobaye à 1/4 cc. est mort en même temps que les témoins.

La culture était très active, puisque les quatre témoins sont morts en moins de 24 heures. Disons, enfin, que l'efficacité du sérum s'est manifestée vis-à-vis d'une race de coli qui n'était pas agglutinable par lui. Ce sérum de la jument s'est également montré plus actif que le sérum du mouton-coli n° 2, employé à la même date, tout en étant moins agglutinant. Remarquons, enfin, que ce sérum était employé très frais ; la saignée avait été faite seulement trois jours avant.

### Expérience XVIII

(23 juillet 1898)

Injection sous-cutanée du sérum et de la culture sous la peau du cobaye

Sérum de la jument de juillet 1898.

Culture de coli-rate de 3 jours, en 1 litre de bouillon glycosé et glycériné.

Cobaye I (P. = 300 gr.) :

    23 juillet. — Sous peau, 5 cc. culture + 2 cc. sér. Trouvé mort le 24, matin (à 5 heures).

Cobaye II (P. = 280 gr.) :

    23 juillet. — Sous peau, 5 cc. culture + 1 cc. sér. Mort le 24, matin (à 8 heures).

Cobaye III (P. = 250 gr.) :

    23 juillet. — Sous peau, 5 cc. cult. + 1|2 cc. sér. Mort le 24, matin (à 9 heures).

Cobaye IV (P. = 350 gr.), témoin :

    23 juillet. — 5 cc. de culture, sous la peau.

    24    —        Un peu d'œdème mou.

    25    —        Œdème très restreint.

    27    —        Plaque de sphacèle humide.

7 août. — Rien.

Survie.

Cobaye V (P. = 380 gr.), témoin :

23 juillet. — Sous peau, 5 cc. de culture.

24     —      Rien.

25     —      Induration très restreinte.

7 août. — Rien.

Survie.

Ainsi donc, dans cette expérience, le même sérum, qui s'était montré préventif quatre jours auparavant vis-à-vis de l'infection sous-cutanée, s'est montré nettement favorisant quand il a été donné en même temps que la culture. Remarquons que la matière infectante était, dans ce cas, très peu active ; que les témoins seuls ont survécu et que, chez les traités, la mort a été d'autant plus précoce que la dose de sérum reçue avait été plus forte.

*Action du sérum vis-à-vis de l'infection intraveineuse*

### Expérience XX

(7 mars 1899)

Expérience sur l'action préventive du sérum sous la peau vis-à-vis de l'infection intraveineuse chez le lapin

Sérum de la jument de février 1899.

Culture de coli en bouillie de rate (ballon de 100 cc.) du 2 mars, qui était filtrée avant son emploi sur papier-filtre stérilisé.

Lapin I (P. = 1.700 gr.) :

    6 mars, 2 cc. sous peau.

    7  —  4 cc. de culture dans les veines.

    8  —  légère diarrhée ; état général assez bon. On redonne 2 cc. de sérum sous la peau.

   12  —  amaigrissement (P. = 1.330 gr.). Mort le 16 mars.

Lapin II (P. = 1.800 gr.), témoin.

    7 mars, 4 cc. de la culture dans les veines. Mort le 11 mars, avec de la diarrhée.

Le sérum, donné sous la peau 24 heures avant la culture dans les veines, a donc déterminé un effet préventif manifesté par la prolongation de la maladie ; il s'agissait d'une maladie subaiguë ; on était au-dessous de la dose rapidement mortelle.

### Expérience XXI

(12 mai 1899)

Expérience sur l'action préventive du sérum sous la peau, vis-à-vis de l'infection intraveineuse du lapin

Sérum de la jument de février 1899.

Culture du coli U en bouillon de 18 heures.

Lapin I (P. = 2,000 gr.) :

   11 mai. — 3 cc. de sérum, sous la peau.

   12  —  3 cc. de culture, dans les veines.

   Trouvé mort le 13, matin.

Lapin II (P. = 2,100 gr.) :

   11 mai. — 3 cc. sérum, sous peau.

   12  —  3 cc. culture, en veines.

   Mort le 14, matin.

Lapin III (P. = 1,600 gr.) :

    11 mai. — 1|2 cc. sérum, sous peau.

    12 — 3 cc. culture, en veines. — Survie.

Lapin IV (P. = 2,100 gr.) :

    11 mai. — 1|2 cc. sérum, sous peau.

    12 — 3 cc. culture, en veines. — Survie.

Lapin V (P. = 1,950 gr.), témoin :

    12 mai. — 3 cc. de culture, en veine.

    Mort le 13 mai, soir.

Lapin VI (P = 2,100 gr.), témoin :

    Mort le 13 mai, soir.

Donc, le sérum donné 24 heures avant la culture est nettement préventif à la dose de 1|2 cc., et inefficace à la dose de 3 cc. Ce fait semble indiquer dans le sérum un mélange de propriétés favorisantes et de propriétés préventives.

### 3° Sérum de lapin

Du 12 février 1900 au 5 mars 1900, deux lapins reçurent 80 cc. de toxines de coli R, sous la peau et 110 cc. de toxines de coli Z.

Ils furent sacrifiés le 15 mars, le sang recueilli par saignée de la carotide, et leur sérum mélangé.

Ce sérum agglutinait coli R à 1|1,000.

### Expérience XXII
(18 mars 1900)
Action du sérum vis-à-vis de l'infection intraveineuse du cobaye

Sérum des lapins du 15 mars.

Culture de coli 3 en bouillon de 18 heures.

Cobaye I (P = 500 gr.) :

16 mars. — 1|2 cc. sérum, sous la peau.

18 — 2 cc. de culture, en veines.

Survie.

Cobaye II (P. = 450 gr.) :

16 mars. — 1 cc. sérum, sous la peau.

18 — 2 cc. culture, en veines.

Mort en **7** heures.

Cobaye III (P. = 520 gr.), témoin :

18 mars. — 2 cc. culture, en veines.

Mort le 19 mars.

Cobaye IV (P. = 500 gr.), témoin :

18 mars. — 2 cc. culture, en veines.

Mort en **3** jours.

Ici encore, nous notons une action préventive de la dose faible ; la dose forte exerce, au contraire, une action favorisante. Le sérum semble donc, ici aussi, posséder un mélange de propriétés préventives et de propriétés favorisantes.

## 4° *Sérum de chien*

Un chien reçoit, pendant un intervalle de 5 mois, 77 cc. de cultures complètes dans les veines et 755 cc. de toxines de coli (2, 3, R, Z) sous la peau). Il est sacrifié le 13 mars, 11 jours après la dernière injection. Le sérum est injecté très frais (21 heures après la saignée).

## Expérience XXIII

(15 mars 1900)

Action du sérum sur l'infection intraveineuse du cobaye

Sérum de chien du 13 mars.

Culture de coli 3 en bouillon, de 48 heures.

Cobaye I (P = 410 gr.) :

    14 mars. — 1|2 cc. de sérum, sous la peau.

    15 — 1 cc.,5 de culture, dans les veines.

    Survie.

Cobaye II (P = 430 gr.) :

    14 mars. — 1 cc. de sérum, sous la peau.

    15 — 1 cc.,5 de culture dans les veines.

    Mort très retardée, le 24 avril.

Cobaye III (P = 410 gr.) :

    15 mars. — 1 cc.,5 de culture dans les veines.

    Mort le 16 mars.

Cobaye IV (P = 430 gr.) :

    15 mars. — 1 cc.,5 de culture dans les veines; mais un peu de la culture était ressortie pendant l'injection.

    15 mars. — État général très médiocre.

    Survit néanmoins.

Le sérum a donc exercé une action préventive vis-à-vis de l'infection intraveineuse du cobaye, action préventive plus marquée pour la dose de 1|2 cc. que pour la dose de 1 cc.

## 5° *Sérum d'agneau*

Un agneau reçoit, du 21 février au 16 mars 1900, 7-10 cc. de toxines de coli (2, 3, Z) en injections sous-cutanées. Il est saigné 17 jours après la dernière injection. Le sérum est employé à l'âge de 5 jours. Cet agneau a supporté remarquablement cette immunisation intensive. Il a présenté très peu de phénomènes réactionnels.

### Expérience XXIV
#### (6 avril 1900)
Action du sérum vis-à-vis de l'infection intraveineuse du cobaye

Sérum d'agneau du 2 avril.

Culture de coli 3 en bouillon, de 18 heures.

Cobaye I (P. = 320) :

    5 avril. — 1/4 cc. de sérum sous la peau.

    6    —      2 cc.,5 de culture dans les veines.

    7    —      Très malade le matin.

  Mort dans la nuit.

Cobaye II (P. = 300 gr.) :

    5 avril. — 1 cc. de sérum, sous la peau.

    6    —      2 cc.,5 de culture, dans les veines.

  Trouvé mort le 7 avril, matin.

Cobaye III (P. = 320 gr.), témoin :

    6 avril. — 2 cc. 5 de culture dans les veines.

  Trouvé mort le 7 avril matin.

Cobaye IV (P. = 330 gr.), témoin :

    6 avril. — 2 cc. 5 de culture dans les veines.

  Trouvé mort le 7 avril, matin.

Donc, la dose faible a seule exercé une action préventive, qui s'est traduite par un simple retard de la mort.

Remarquons que ce peu d'efficacité du sérum coïncide avec une très faible réaction de cet agneau vis-à-vis des injections immunisantes.

### B. — Sérum Eberth

#### 1° *Sérum de mouton*

Ce mouton avait primitivement reçu des cultures chauffées. Il fut ensuite immunisé par injections sous-cutanées de toxines d'Eberth.

Du 18 février au 23 septembre 1898, il reçut 1.170 cc. de toxines d'ébert I et d'éberth L. Il fut saigné en octobre 1898, 20 jours après la dernière injection. Ce sérum agglutinait éberth R à 1/15.000, éberth I à 1/20.000, éberth L à 1/20.000, coli R à 1/1.000.

Du 17 octobre 1898 au 17 avril 1899, il reçut en injections sous-cutanées 1.180 cc. de toxines d'éberth I et d'éberth R en 13 injections. Il fut saigné en mai 1899 ; l'intervalle entre la saignée et la dernière injection étant de 31 jours.

Du 20 mai 1899 au 20 juin 1899, il reçut 350 cc. de toxines d'éberth R et 30 cc. d'extraits glycérinés de corps bacillaires d'ébert R. Il fut saigné en juillet, 23 jours après la dernière injection.

Du 15 juillet 1899 au 12 octobre 1899, il reçut en injections sous-cutanées 1.120 cc. de toxines d'éberth R et 90 cc. d'extraits glycérinés de corps bacillaires.

A la suite de la dernière injection du 12 octobre (100 cc. de toxines d'éberth R sous la peau), ce mouton, qui, du reste, avait toujours réagi d'une façon assez marquée après chaque injection (élévation de la température, abattement), présenta une fièvre élevée (de 39° à 41°), un état d'abattement considérable et mourut le 21 octobre 1899.

L'autopsie montra que ce mouton avait succombé à une péritonite due à la fusion des toxines dans la cavité péritonéale à travers la paroi abdominale.

A l'autopsie, pratiquée le jour même de la mort, on recueillit dans le cœur des caillots que l'on plaça immédiatement dans un verre stérilisé où on les exprima ; on obtint ainsi un sérum très coloré. La rate et la moelle osseuse furent aussi recueillies, comme nous le verrons dans un chapitre ultérieur.

En décembre 1897, au moment où il recevait des cultures chauffées sous la peau, ce mouton fut très malade. Cette maladie fut très analogue à une fièvre typhoïde humaine. Elle dura plus d'un mois et se caractérisa surtout par de l'abattement, de la stupeur et une fièvre continue de 39 à 41°.

On fit à ce mouton des injections de sérum-coli et de sérum-éberth. Le 8 décembre, on lui fit une injection sous-cutanée de 10 cc. de sérum-coli de mouton. Le 15 décembre, injection de 10 cc. de sérum-coli et de 10 cc. de sérum-éberth. Le 16 décembre, mêmes injections. En coïncidence avec ces injections de sérum, on nota une amélioration de l'état général. Le mouton revint peu à peu à la santé, mais il avait maigri énormément, et, au commencement de janvier, il perdit complètement toute sa laine, qu'il avait cependant très abondante.

Ce fait nous a paru intéressant à signaler à deux points

de vue : tout d'abord par l'analogie frappante de cette
maladie avec la fièvre typhoïde humaine ; en second lieu,
par l'action bienfaisante que semblent avoir exercée sur
cette maladie les injections de sérum. (Notons aussi que
les animaux producteurs du sérum et l'animal injecté
appartenaient à la même espèce.)

### Action du sérum vis-à-vis de l'infection sous-cutanée

Nous allons d'abord citer une expérience où le sérum
a nettement présenté des propriétés favorisantes et où
sont réalisées des conditions identiques à celles que nous
avons déjà signalées dans les cas de cet ordre.

### Expérience XXV

#### (24 mai 1899)

Expérience sur l'action du sérum vis-à-vis de l'injection par l'éberth.

Sérum de mai 1899.
Culture d'éberth R en bouillie de rate non putréfiée, à
l'âge de 5 jours.
Cobaye I (300 gr.) :
    23 mai. — 1|2 cc. sérum, sous peau,
    24 —     7 cc. culture, sous peau.
    Mort le 26 mai.
Cobaye II (320 gr.) :
    23 mai. — 1|2 cc. sérum, sous peau.
    24 —     7 cc. culture, sous peau.
    Mort le 26.

Cobaye III (370 gr.) :

    23 mai. — 3 cc. sérum, sous peau.

    24 —     7 cc. culture, sous peau.

    Mort le 26.

Cobaye IV (270 gr.), témoin :

    24 mai. — Sous peau, 7 cc. de culture.

    26 —     Léger œdème.

    Survie.

Cobaye V (310 gr.), témoin :

    24 mai. — Sous peau, 7 cc. de culture.

    26 — Œdème moyen.

    Survie.

Le sérum a donc été ici nettement favorisant et cela dans les mêmes conditions observées précédemment, c'est-à-dire faible pouvoir infectant de la culture, qui laisse survivre les témoins.

### Expérience XXVI

(24 octobre 1899)

Expérience sur l'action du sérum vis-à-vis des cultures d'éberth

Sérum, d'octobre 1899, *recueilli à la mort de l'animal.*
Culture d'éberth R en bouillon de 24 heures.
Cobaye 1 (450 gr.) :

    24 octobre. — Simultanément, sous peau, 1 cc. sérum et 20 cc. de culture.

    25     —     Gros œdème ; état général médiocre.

    Mort le 28 octobre.

Cobaye II (410 gr.).

    24 octobre. — Simultanément sous peau 1 cc. sérum et 30 cc. culture.

25 — Gros œdème.

Mort le 28.

Cobaye III. (380 gr.), témoin :

24 octobre. — Sous peau, 20 cc. de culture.

Mort le 26 matin.

Cobaye IV (380 gr.), témoin :

24 octobre. — Sous peau, 30 cc. de culture.

Mort le 26 matin.

Le sérum a donc ici exercé nettement une action préventive, qui s'est traduite par un retard de la mort des animaux traités. Notons aussi que le sérum a été donné en même temps que la culture.

**Expérience XXVII**

(23 octobre 1899)

*Expérience sur l'action préventive du sérum Eberth vis-à-vis de l'infection par le coli*

Même sérum que dans l'expérience précédente.

Culture de coli 2 en bouillon de 18 heures.

Cobaye I (330 gr.) :

22 octobre. — Sous peau, 2 cc. sérum.

23 — — 10 cc. de culture.

24 — Œdème moyen ; état général assez bon.

Survie.

Cobaye II (300 gr.)

22 octobre. — Sous peau, 2 cc. sérum.

23 — — 10 cc. culture.

24 — Œdème moyen ; état général assez bon.

Survie.

Cobaye III (330 gr.), témoin :

23 octobre. — Sous peau, 10 cc. culture.

24    —    Gros œdème ; état général mauvais.

26    —    Sphacèle ; état général mauvais.

28    —    Escarre; état général moins mauvais.

Survie.

Cobaye IV (310 gr.), témoin :

23 octobre, — Sous peau, 10 cc. culture.

Mort le 24.

En résumé, dans cette expérience, le sérum éberth a montré une action préventive très nette vis-à-vis de l'infection par le coli. Un témoin, il est vrai, a survécu, mais il a été incomparablement plus malade que les traités. Le sérum éberth semble même s'être montré plus efficace à l'égard de l'infection par le coli que de l'infection par l'éberth ; notons cependant que les conditions ne sont pas tout à fait comparables, le sérum ayant été donné ici 24 heures avant la culture et non pas en même temps qu'elle, comme dans l'expérience précédente.

*Action du sérum vis-à-vis de l'infection intraveineuse*

### Expérience XXVIII

(23 octobre 1899)

Expérience sur l'action du sérum en injections intraveineuses vis-à-vis de l'infection intraveineuse chez le lapin.

Sérum d'octobre 1899, *recueilli à la mort de l'animal.*
Culture d'éberth R, en bouillon de 48 heures.

Lapin I (2.100 gr.) :

22 octobre. — Dans veine, 1 cc. sérum.

23 — id. 7 cc. culture

24 — État général assez bon.

26 — id. médiocre.

Mort le 9 novembre.

Lapin II (2.160 gr.) :

22 octobre. — Dans veines, 1 cc. sérum.

23 — id. 7 cc. de sérum.

24 — État général médiocre.

26 — Meilleur état général.

Survie.

Lapin III (2.400 gr.), témoin :

23 octobre. — Dans veine, 7 cc. culture.

Mort le 25 octobre.

Lapin IV (2 kil.), témoin :

23 octobre. — Dans veine, 7 cc. culture.

Mort le 24, matin.

En résumé, ce sérum éberth s'est montré très préventif vis-à-vis de l'infection intraveineuse par l'éberth.

## 2° Sérum d'agneau

Un agneau reçut, du 8 mars 1900 au 9 avril 1900, 1190 cc. d'éberth R et d'éberth 1 dans le tissu cellulaire sous-cutané en 9 injections. Il fut saigné le 10 avril, le lendemain de la dernière injection.

Ce sérum a été éprouvé vis-à-vis de l'infection intraveineuse.

## Expérience XXIX

(24 avril 1900)

Expérience sur l'action du sérum donné sous la peau vis-à-vis de l'infection intraveineuse du cobaye.

Sérum du 10 avril.

Cultures de 48 h. en bouillon d'éberth 1.

Cobaye I (300 gr.) :

    23 août. — 1 cc. sérum, sous peau.

    24 —     1 cc. culture, dans la veine jugulaire.

    Mort le 27 soir.

Cobaye II (270 gr.) :

    23 avril. — 1 cc. sérum, sous peau.

    24 —     1 cc. culture, dans la veine jugulaire.

    Survie.

Cobaye III (360 gr.), témoin :

    23 avril. — 1 cc. culture, en veines.

    Mort le 26 matin.

Cobaye IV (400 gr.), témoin :

    Mort le 26 matin.

Donc le sérum de cet agneau s'est montré préventif vis-à-vis de l'infection intraveineuse, pas autant cependant qu'on aurait pu le croire d'après l'immunisation intensive à laquelle il avait été soumis. — Ajoutons que ce sérum, donné sous la peau, vis-à-vis de l'infection intrapéritonéale, a donné encore de moins bons résultats. Il a donc été plus efficace à l'égard de l'infection générale qu'à l'égard de l'infection locale du péritoine.

## Expérience XXX

(24 avril 1900)

Expérience sur l'action du sérum vis-à-vis de l'infection intraveineuse
du lapin

Sérum agneau du 10 avril.

Culture d'éberth, en bouillon de 48 heures.

Lapin I (1800 gr.) :

    23 avril. — Sous peau, 1/2 cc. sérum.

    24    —    En veine, 9 cc. de culture.

    Mort en 15 heures.

Lapin II (1850 gr.) :

    23 avril. — Sous peau, 1/2 cc. sérum.

    24    —    En veine, 9 cc. de culture.

    Mort en 15 heures.

Lapin III (2050 gr.) :

    23 avril. — Sous peau, 1 cc. sérum.

    24    —    En veine, 9 cc. de culture.

    Mort en 24 heures.

Lapin IV (1650 gr.) :

    23 avril. — Sous peau, 3 cc. sérum.

    24    —    En veine, 9 cc. de culture.

    Mort en 15 heures.

Lapin V (2000 gr.) :

    24 avril. — En veine, 9 cc. de culture.

    Mort en 4 ou 5 heures.

Lapin VI (2100 gr.), témoin :

    24 avril. — En veine, 9 cc. de culture.

    Mort en 15 heures.

En résumé, ce sérum a présenté un pouvoir préventif

extrêmement faible (qui apparaît surtout pour la dose moyenne : 1 cc.).

Donc, malgré des doses d'immunisation fortes, cet agneau nous a donné des résultats moins bons que les précédents. Nous chercherons plus loin à interpréter ce fait.

### 3° *Sérum de cobaye*

Un cobaye du poids de 500 gr. reçut, dans l'espace de quinze jours, 78 cc. d'éberth I en injections sous-cutanées. Il fut saigné dix-neuf jours après la dernière injection, et le sérum employé quarante jours après sa récolte.

Ce sérum agglutinait éberth R et éberth I à 1/1000, et coli R à 1/50.

### Expérience XXXI
(6 avril 1898)

Expérience sur l'action du sérum vis-à-vis de l'infection sous-cutanée du cobaye

Culture d'éberth I de 18 heures, en bouillon.
Cobaye I (620 gr.) :
    6 avril. — Sous peau, 1/6 de cc., de sérum 1/1000.
    7 — Sous peau, 6 cc. de culture.
Survit avec troubles locaux légers.
Cobaye II (680 gr.) :
    7 avril. — Sous peau, 6 cc. de culture.
Mort en 36 heures.

Le sérum de cobaye a donc exercé une action préventive.

Une autre expérience, faite le 3 juin 1898, avec ce même sérum, a donné des résultats tout à fait analogues.

# CHAPITRE VI

## EXPÉRIENCES AVEC LE SÉRUM D'ANIMAUX IMMUNISÉS PAR DES EXTRAITS GLYCÉRINÉS DE CORPS BACILLAIRES

Nous serons bref sur ce qui concerne l'immunisation par les extraits glycérinés de corps bacillaires. Nous n'avons employé cette méthode qu'associée aux précédentes, dans le but de renforcer la méthode primitivement employée. Nous n'avons pas du reste tardé à l'abandonner. Outre son inconvénient de provoquer des abcès, elle ne nous a pas paru donner au sérum des propriétés plus actives.

C'est ainsi que, pour essayer d'accroître l'activité du sérum de notre mouton-coli n° 2, nous lui avons fait des injections sous-cutanées d'extraits glycérinés de corps bacillaires.

Du 3 juillet 1899 au 12 octobre 1899, ce mouton a reçu sous la peau 200 cc. d'extraits glycérinés de corps bacillaires de coli en 11 injections et 800 cc. de toxines de coli en huit injections. Il a été saigné en novembre, 24 jours après la dernière injection.

Ce sérum ne s'est pas montré supérieur au sérum précédent du même animal.

## Expérience XXXII

Le 1er décembre, trois lapins recevaient sous la peau: l'un, 1/2 cc. les deux autres, 1 cc. de sérum. Le 2, ces trois lapins recevaient en injection intraveineuse, 5 cc. d'une culture en bouillon de 48 heures de coli 3. La même dose de culture fut injectée à deux témoins. Ces deux témoins mouraient en 15 heures et un jour et demi. Le traité à un demi cc. survivait. Des deux lapins à 1 cc., l'un mourait en quelques heures, l'autre en 10 jours.

Il paraît bien ressortir de là que ce sérum a été inférieur au précédent du même animal et que le changement apporté dans l'immunisation n'a pas eu d'avantages.

Nous avions commencé, à cette époque, à donner des corps bacillaires à notre jument ; mais les peu brillants résultats obtenus par cette méthode avec le sérum du mouton, nous firent cesser cette méthode d'immunisation. Notre jument n'en reçut que 20 cc., c'est-à-dire une quantité insignifiante, ne pouvant guère influer sur les propriétés de son sérum de février 1890, que l'on peut regarder par suite comme un sérum provenant d'une immunisation par cultures filtrées.

9

# CHAPITRE VII

EXPÉRIENCES AVEC LE SÉRUM D'ANIMAUX IMMUNISÉS PAR
INJECTIONS INTRAVEINEUSES DE CULTURES COMPLÈTES

Nous avons immunisé par cette méthode diverses
espèces animales contre le bacille coli et un cheval, à la
fois contre le bacille coli et le bacille d'Eberth.

## 1° Sérum coli

### Action du sérum vis-à-vis de l'infection sous-cutanée

### Sérum de chien

Un chien (chien n° 2 de nos cahiers d'expériences) est
immunisé par six injections intraveineuses de cultures
complètes en bouillon de coli. Il est sacrifié le 7 juillet
1899 ; on recueille le sang du cœur et on le conserve à la
glacière.

## Expérience XXXIII

(8 juillet 1899)

Expérience sur l'action du sérum en injections réitérées vis-à-vis de l'infection
sous-cutanée du cobaye

Culture en bouillie de rate non putréfiée de coli Z, à
l'âge de 5 jours.

Cobaye I (350 gr.) :

8 juillet. — Sous peau, 1/2 cc. sérum et 1 cc. culture.

9 — — Léger œdème ; état général assez bon ;
même injection de sérum.

10 — — Même injection de sérum.

11, 12 — — id.

15 — — Petite escarre en élimination.

Survie.

Cobaye II (200 gr.) :

8 juillet. — Sous peau, 1/4 cc. sérum et 1 cc. culture.

9 — — Œdème moyen; état général passable :
même injection de sérum.

10, 11, 12 — — Même injection de sérum.

15 — — Escarre en élimination.

Cobaye III (250 gr.), témoin :

8 juillet. — Sous peau, 1 cc. de culture.

Mort le 9 juillet.

Cobaye IV (200 gr.), témoin :

8 juillet. — Sous peau, 1 cc. de culture.

Mort le 10 juillet.

Ce sérum de chien a donc exercé une action préventocurative en injections réitérées vis-à-vis de l'infection sous-cutanée du cobaye.

## *Action du sérum vis-à-vis de l'infection intraveineuse*

### 1• *Sérum de chien*

Un chien (n· 1), immunisé par une série d'injections intraveineuses de diverses races de coli, est sacrifié le 8 juin 1899. Le sang, puisé dans le ventricule droit, est conservé 24 heures à la glacière.

### Expérience XXXIV

(9 juin 1899)

Expérience sur le pouvoir préventif du sérum de chien immunisé

Culture de coli Z, en bouillon de 48 heures.
Lapin I (2 kil.) :
   9 juin. — Matin : 1 cc. sérum, sous peau.
   —  — Soir : 5 cc. culture, dans les veines.
Mort d'embolie.
Lapin II (2 kil. 200) :
   9 juin. — Matin : 4 cc. sérum, sous peau.
   —  — Soir : 5 cc. cultures, en veines.
Survie.
Lapin III (2 kil. 200), témoin :
   9 juin. — Soir : 5 cc. culture, en veines.
Mort le 10 juin.

Le sérum a donc exercé une action préventive vis-à-vis de l'infection intraveineuse.

Un autre chien (chien n° 3) fut immunisé du 25 mai au 11 juillet 1899, d'abord par des injections intraspléniques de coli U, puis par 5 injections intraveineuses de coli Z. Il fut sacrifié le 22 juillet.

### Expérience XXXV

(23 juillet 1899)

Expérience sur l'action du sérum vis-à-vis de l'infection intraveineuse du lapin

Sérum du chien, n° 3.

Culture de coli Z, en bouillon de 18 heures.

Lapin I (P = 1,850 gr.) :

    23 juillet. — En veine, 1 cc. sérum et 1 cc. culture.

    24 — Même injection de sérum.

    Survie.

Lapin II (P = 2,100 gr.) :

    23 juillet. — En veine, 1|2 cc. sérum et 1 cc. cult.

    Mort accidentellement.

Lapin III (1,800 gr.), témoin :

    23 juillet. — En veine, 1 cc. culture.

    Mort le 24.

    Lapin IV (P = 1,800 gr.), témoin :

    23 juillet. — En veine, 1 cc. culture.

    Mort le 1ᵉʳ août.

Le sérum semble donc avoir agi en injections simultanées et réitérées vis-à-vis de l'infection intraveineuse.

## 2° *Sérum d'agneau*

Un agneau a été immunisé par des injections intra-veineuses de cultures complètes de diverses races de coli. Il reçut, du 7 octobre 1899 au 31 janvier 1900, 90 cc. de cultures de coli 1, 2, 3, R, Z.

Il fut saigné le 6 février 1900.

Son sérum, qui, au début, n'avait aucune action sur éberth R et coli R, agglutinait alors coli R au 1/1000 et éberth R au 1/100.

### Expérience XXXVI

(9 février 1900)

Expérience sur l'action du sérum chauffé et non chauffé vis-à-vis de l'infection intraveineuse de cultures complètes chez le cobaye.

Sérum agneau du 6 février.

Culture en bouillon de coli 3, de 18 heures.

Cobaye I (P = 300 gr.) :

    8 février. — Sous peau, 1|1 cc. sérum non chauffé.

    9 — Dans veine, 1 cc. culture.

    Survie.

Cobaye II (P = 370 gr.) :

    8 février. — Sous peau, 1 cc. de sér. non chauffé.

    9 — Dans veine, 1 cc. de culture.

    Survie.

Cobaye III (P = 280 gr.) :

    8 février. — Sous peau, 1|2 cc. de sérum chauffé.

9 — Dans veine, 1 cc. de culture.

Mort le 10.

Cobaye IV (P = 370 gr.) :

8 février. — Sous peau, 1 cc. sérum chauffé.

9 — Dans veine, 1 cc. de culture.

Survie.

Cobaye V (P = 320 gr.), témoin :

9 février. — Dans veine, 1 cc. de culture.

Mort le même jour, à 10 h. du soir.

Cobaye VI (P = 430 gr.), témoin :

9 février. – Dans veine, 1 cc. de culture (un peu de culture ressort de la veine pendant l'injection.)

Mort le 12 février.

Donc, dans cette expérience, le sérum s'est montré doué d'une certaine activité. Le chauffage du sérum, auquel on procédait précisément dans le but de détruire les substances nocives, ne l'a pas rendu plus actif, au contraire.

### Expérience XXXVII
#### (16 février 1900
##### Action du sérum vis-à-vis de l'infection intraveineuse chez le lapin.

Le sérum provient d'une saignée du 14 février faite 8 jours après celle qui a fourni le sérum de la première expérience.

Culture en bouillon de coli 3 de 18 heures.

Lapin I (P = 2.300 gr.) :

16 février. — Sous peau, 1 cc. de sérum.

17 — En veine, 7 cc. de culture.

Survie.

Lapin II (P = 2.250 gr.) :

16 février. — Sous peau, 2 cc. de sérum.

17 — En veine, 7 cc. de culture.

Mort le 18 février.

Lapin III (P = 2.060 gr.) :

16 février. — Sous peau, 3 cc. de sérum.

17 — Dans veine, 7 cc. de culture.

Mort le 18 février

Lapin IV (P = 2.450 gr.), témoin :

17 février. — Dans veine, 7 cc. de culture.

18 — Diarrhée intense, très malade.

19 — Meilleur état général.

Survie.

Lapin V (P = 2.150 gr.), témoin :

17 février — Dans veine, 7 cc. de culture.

18 — État général assez bon.

Survie.

Voici donc encore une expérience où la faible dose de sérum a seule été préventive. Les doses plus fortes ont été favorisantes. Notons que ce fait est encore en rapport avec un assez faible pouvoir infectant de la culture et la survie des témoins. Remarquons enfin que, d'une façon générale, le sérum de cet agneau ne s'est pas montré d'un pouvoir préventif très considérable.

### B. — SÉRUM MIXTE

Le 18 novembre 1899, on commença l'immunisation d'un cheval par injections intraveineuses. Ce cheval reçut, du 10 novembre au 7 mars 1900, alternativement

53 cc. du cultures en bouillon de coli divers (2, 3, R, Z)
et 17 cc. de cultures en bouillon d'Eberth R. Il fut saigné
le 29 mars, 22 jours après la dernière injection.

Ce sérum, en janvier 1900, agglutinait coli R et Eb. R.
chacun au 1/3,000.

### Expérience XXXVIII

(30 Mars 1900)

Expérience sur action du sérum vis-à-vis de l'infection intraveineuse
chez le lapin

Sérum du 29 mars 1900.
Culture de coli B en bouillon de 18 heures.
Lapin I (1.900 gr.) :

30 mars. — Sous peau, 1 cc. de sérum.
31 — Dans veine, 10 cc. de culture.
Mort le premier avril.
Lapin II (1.800 gr.):

30 mars. — Sous peau, 3 cc. de sérum.
31 — Dans veine, 10 cc. de culture.
Mort le premier avril.
Lapin III (2.350 gr.), témoin:

31 mars. — Dans veine, 10 cc. de culture.
Mort le premier avril.
Lapin IV (2.250 gr.), témoin :

31 mars. — Dans veine 10 cc. de culture.
Mort le premier avril.

Dans cette expérience, le sérum s'est donc montré tout
à fait inefficace.

Dans une expérience analogue, faite avec le même
sérum sur l'infection intraveineuse du cobaye, les témoins

moururent en 20 h. et 10 h. Les traités moururent en 15 heures. Dans ce dernier cas, le sérum semble donc avoir été plutôt favorisant.

La dose de matières immunisantes avait été trop faible pour créer le pouvoir préventif.

# CHAPITRE VIII

EXPÉRIENCES FAITES AVEC LE SÉRUM D'ANIMAUX INFECTÉS

Un lapin succombe, le 31 mai 1899, à une injection intraveineuse de coli U en bouillon de 18 heures, faite quatorze jours auparavant. On prend aussitôt le sang du cœur dont on se sert pour l'expérience suivante.

### Expérience XXXIX

(31 mai 1899)

Expérience sur l'action préventive du sang d'un lapin infecté à l'égard de l'infection intraveineuse du lapin

Sang du lapin infecté du 31 mai.
Culture en bouillon de coli U de 18 heures.
Lapin I (P. = 2.050 gr.) :
    31 mai. — 1 cc. de sang, sous la peau.
    1er juin. — 5 cc. de la culture, en veine.
Mort le 2 juin ; en 15 heures environ.
Lapin II (P. = 2.100 gr.) :
    31 mai. — 2 cc. de sang, sous la peau.
    1er juin. — 1 cc. de la culture, en veine.
Mort le 5 juin.

Lapin III (P. = 1.730 gr.), témoin :

1ᵉʳ juin. — 5 cc. de la culture, en veine.

Mort le 2 juin, matin, en 18 heures environ.

Lapin IV (P. = 2.150 gr.), témoin :

1ᵉʳ juin. — 5 cc. de la culture en veine.

Mort le 3 juin, matin, en 40 heures environ.

Le sang de ce lapin a donc exercé une action préventive légère à la dose de 2 cc.

Depuis le 13 novembre 1899, notre mouton-coli n° 2 était immunisé par des injections intraveineuses de cultures complètes en bouillon de coli R. Il les supportait mal; après chaque injection, élévation de la température, qui atteignait de 39° à 40°; abattement de l'animal, qui restait couché dans sa cage et ne mangeait pas. Ce mouton était pourtant en cours d'immunisation depuis le mois de mars 1897; il avait reçu tour à tour sous la peau des cultures vivantes, des cultures chauffées, des cultures filtrées, des extraits glycérinés de corps bacillaires, toujours de la même race de coli (coli R). Malgré cette longue durée d'immunisation, l'animal, comme nous l'avons dit, supportait très mal ses injections intraveineuses. Il fut très malade vers le 20 juin 1900; les injections furent interrompues; l'animal avait beaucoup maigri, mangeait très peu, avait un peu de diarrhée; sa laine s'arrachait facilement. Son état s'étant amélioré, nous reprîmes avec prudence les injections; mais à la suite d'une injection intraveineuse de 40 cc. faite le 17 mars, son état s'aggrava subitement et il mourut le 19 mars.

Il avait reçu en tout, en injections intraveineuses, 200 cc. de cultures complètes de coli R en 20 injections.

A l'autopsie, on trouva un foie très dégénéré, couleur

jaune pâle, de l'atélectasie pulmonaire, une rate très foncée, friable, un intestin présentant de la congestion par foyers.

On recueillit le sang tout de suite après la mort, dans le cœur, où il n'était pas encore coagulé. On recueillit aussi, comme nous le verrons plus loin, la rate et la moelle osseuse.

On ne peut s'empêcher de remarquer combien ce mouton, bien qu'en cours d'immunisation depuis longtemps, supportait mal ses injections intraveineuses, alors que l'agneau que nous avons immunisé par cette même voie les supportait admirablement.

Nous plaçons ici l'expérience que nous avons faite avec le sérum de ce mouton, parce que ce sérum a été recueilli après la mort provoquée par une injection mal tolérée ; nous aurions pu la placer aussi parmi les expériences faites avec le sérum des animaux immunisés par injections intraveineuses.

### Expérience XL

(20 mars 1900)

Expérience sur l'action préventive du sérum vis-à-vis de l'infection intraveineuse

Sérum du coli mouton n° 2, recueilli à l'autopsie.
Culture de coli 3, en bouillon de 18 heures.
Lapin I (2,350 gr.) :
    20 mars. — 1 cc. sérum sous la peau.
    21    —    10 cc. de la culture dans les veines
Mort le 25.
Lapin II (2,050 gr.):
    20 mars. — 3 cc. de sérum sous la peau.

21 mars. — 10 cc. de la culture dans les veines.
Mort le 25.

Lapin III (1800 gr.), témoin :

21 mars. — 10 cc. de culture dans les veines.
Mort le 23 matin.

Lapin IV (1800 gr.), témoin :

21 mars. — 10 cc. de culture dans les veines.
Mort le 22 matin.

Le sérum a donc exercé une action préventive qui s'est traduite par un retard de la mort.

Ce même sérum s'est montré inefficace à l'égard de l'infection intraveineuse du cobaye.

Le sérum de ce mouton, recueilli après sa mort, à la suite d'une série d'injections intraveineuses s'est donc montré moins préventif que le sérum des saignées précédentes du même animal.

D'une façon générale, nous dirons que le sérum des animaux infectés nous a paru pouvoir être doué de la propriété préventive, mais à un faible degré.

# CHAPITRE IX

## EXPÉRIENCES AVEC LA RATE ET LA MOELLE OSSEUSE

Nous avons dit dans un chapitre précédent les raisons qui nous ont amené à expérimenter avec la rate et la moelle osseuse. Nous n'y reviendrons donc pas ici.

Nous avons expérimenté avec la rate et la moelle osseuse de sujets neufs, de sujets immunisés par des cultures filtrées, par des cultures vivantes, et enfin de sujets infectés.

Pour chacune des expériences citées, nous indiquerons en même temps les effets du sérum, de façon à pouvoir établir une comparaison entre la valeur de ce dernier et celle des extraits d'organes, rate et moelle osseuse.

### A. — EXPÉRIENCES AVEC LA RATE DE SUJETS NEUFS

Nous avons d'abord voulu savoir ce que donnerait de la rate bouillie, telle qu'elle était employée pour nos milieux de culture.

## Expérience XLI

(4 février 1899)

Expérience sur l'action de la rate de mouton neuf sur l'infection
sous-cutanée du cobaye

On emploie un tube de bouillie de rate non ensemencé,
identique à ceux dont nous nous servons comme milieu
de culture.

Culture en bouillon de coli U de 18 heures.

Cobaye (P. = 260 gr.):

4 février. — Reçoit sous la peau 2 cc. de la culture en
bouillon, plus un centimètre cube d'un
liquide retiré d'un tube de bouillie de
rate non ensemencé (liquide chargé de
particules solides).

6 février. — Œdème moyen.

Survie.

Cobaye II (P. = 250 gr.):

4 février. — Sous la peau, 3 cc. de culture.

Mort le 5 février.

La rate de mouton semble donc avoir exercé une action
utile vis-à-vis de l'infection sous-cutanée du cobaye. Le
traité avait reçu, il est vrai, une dose moindre de culture,
dans l'hypothèse où nous nous placions d'une action favorisante.

## Expérience XLII

(6 février 1899)

Expérience sur l'action de la rate de mouton neuf sur l'infection sous-cutanée
du cobaye

Culture en bouillon de coli U de 18 heures.

Cobaye I (P = 300 gr.) :

6 février. — Sous la peau, 3 cc. de culture, plus 2 cc.
d'un liquide retiré d'un tube de bouillie de rate.
non ensemencé (liquide chargé de particules
solides).

7 février matin. — Œdème douloureux, état général
assez mauvais.

Trouvé mort le 8, matin.

Cobaye II (P = 330 gr.) :

6 février. — Sous la peau, 3 cc. de la culture, plus
2 cc. de bouillon ordinaire.

7 février. — Œdème considérable ; état général très
mauvais.

Mort l'après-midi du 7 février.

Dans cette expérience, il semble bien y avoir une certaine influence protectrice de la rate, mais vraiment bien insignifiante.

## Expérience XLIII

(9 mars 1899)

Expérience sur l'action de l'extrait de rate fraîche de lapin vis-à-vis de
l'infection intraveineuse du lapin

On sacrifie un lapin neuf ; on extrait la rate avec de
minutieuses précautions ; immédiatement, on la broie dans

10

un mortier flambé avec du bouillon stérilisé (10 cc. environ), avec l'aide d'un peu de verre pilé stérilisé. On laisse déposer dans un tube pendant une heure environ à l'étuve ; c'est ce liquide éclairci par sédimentation qui est injecté.

On emploie pour l'infection une culture de coli U en bouillie de rate fraîche (que l'on filtre sur papier stérilisé.

Lapin I (P = 2 kil.) :

9 mars. Sous la peau, 3 cc. du liquide de macération de rate.

10 — Dans les veines, 4 cc. de la culture.

Survie.

Lapin II (P = 1.750 gr.).

10 mars. — 4 cc. de la culture, dans les veines.

11 — diarrhée.

Mort tardivement, le 18 avril, avec foyers de suppuration dans le foie.

La rate fraîche de lapin a peut-être exercé dans ce cas une certaine action préventive vis-à-vis de l'infection intraveineuse du lapin.

## Expérience XLIV

(9 mars 1899)

Expérience sur l'action de la rate fraîche de lapin vis-à-vis de l'infection sous-cutanée du cobaye

Même liquide de macération de rate et même culture que dans l'expérience précédente.

Cobaye I (P = 330 gr.) :

9 mars. — Sous la peau, 1 cc. 5 du liquide de la macération de rate.

10 — 1 cc. de culture sous la peau.

Survit, après avoir présenté du sphacèle et un état général médiocre.

Cobaye II (P = 250 gr.) :

10 mars. — 4 cc. de culture sous la peau.

Mort le 12 mars.

Cette rate fraîche de lapin a donc exercé une action
préventive vis-à-vis de l'infection sous-cutanée du
cobaye.

Telles sont les seules expériences où s'est manifestée
une certaine action préventive de la rate. Dans d'autres
cas, et notamment avec de la rate de chien, nous n'avons
constaté aucun effet ou même un effet favorisant.

## B. — EXPÉRIENCES AVEC LA RATE ET LA MOELLE OSSEUSE DE SUJETS IMMUNISÉS PAR DES CULTURES FILTRÉES

### Expérience XLV

(16-18 mars (1900)

Expérience sur l'action préventive de la rate et de la moelle osseuse de lapins
vis-à-vis de l'infection intraveineuse du cobaye

Deux lapins, traités par des injections de culture filtrées,
d'abord dans les veines (80 cc. de toxines de coli R, du
12 février au 21 février 1900), puis sous la peau (120 cc.
de toxines de coli 2 et coli Z, du 28 février au 5 mars),
sont sacrifiés le 15 mars, par saignée de la carotide, jusqu'à arrêt spontané du sang. On recueille le sang, la rate
et la moelle ; on réunit la rate des deux sujets et on les
broie avec le double de leur poids d'eau salée ; on

recueille la mœlle osseuse de l'un d'eux que l'on broie avec
la même proportion d'eau salée. Ces macérations sont
conservées à la glacière pendant 24 heures.

Culture en bouillon de coli 3 de 48 heures.

Cobaye I (P = 470 gr.) :

    16 mars. — 1[5 de cc. de macération de rate, sous
        la peau.

    18 — 2 cc. de culture, dans les veines.

    Mort en 5 heures.

Cobaye II (P = 400 gr.) :

    16 mars. — 1[2 cc. de macération de rate, sous la
        peau.

    18 — 2 cc. de culture, dans les veines.

    Mort le 19, matin.

Cobaye III (P = 380 gr.) :

    15 mars. — 1[5 cc. macérat. de mœlle, sous peau.

    18 — 2 cc. de culture, dans les veines.

    Mort le 19, matin.

Cobaye IV (P = 310 gr.) :

    16 mars. — 1[2 cc. macérat. de mœlle, sous peau

    18 — 2 cc. de culture, dans les veines.

    Mort le 19, matin.

Cobaye V (P = 520 gr.), témoin :

    18 mars. — 2 cc. de culture, dans les veines.

    Mort le 19, matin.

Cobaye VI (P = 500 gr.), témoin :

    18 mars. — 2 cc. de culture, dans les veines.

    Mort le 20 mars.

Des deux cobayes à sérum, l'un, à 1[2 cc. sous la peau,
survit, l'autre, à 1 cc. sous la peau, meurt en 5 heures.

La rate et la mœlle osseuse n'ont pas manifesté de propriétés préventives. Leur effet peut être considéré comme

nul ; en tout cas, il n'a pas été meilleur que celui du sérum.

Une expérience analogue, faite le même jour avec les mêmes macérations et la même culture, sur le lapin, a montré un pouvoir légèrement favorisant de la rate et de la moelle. Le sérum a, par contre, exercé une légère action préventive pour le lapin qui avait reçu la faible dose (1cc.) le lapin à forte dose de sérum (3 cc.) étant mort comme les témoins, en 24 heures.

### Expérience XLVI

(11-15 mars 1900)

Expérience sur l'action de la rate et de la moelle osseuse de chien immunisé, vis-à-vis de l'infection intraveineuse du lapin.

Un chien avait reçu alternativement du 5 octobre 1899 au 2 mars 1900, des cultures filtrées de coli sous la peau (180 cc. de toxines de coli Z), des cultures complètes dans les veines (100 cc. de coli 3, R, Z) et des toxines dans les veines (230 cc. de toxines de coli 3, R, Z).

Son sérum agglutinait coli R et coli B au 1/2.000.

Du 1er février au 2 mars 1900, il ne reçut que des cultures filtrées sous la peau.

Ce chien est sacrifié le 13 mars, soit 11 jours, après la dernière injection. Il est saigné par la carotide jusqu'à ce que le sang cesse spontanément de couler.

On recueille 20 gr. de la rate que l'on broie avec 10 gr. d'eau salée stérilisée ; et 10 gr. de moelle osseuse, que l'on broie avec 4 fois son poids d'eau salée. Ces émulsions sont placées à la glacière pendant 24 heures.

Culture en bouillon de coli B de 18 heures.

Lapin I (2.300 gr.) :

    14 mars. — 1/2 cc. de macération de rate sous la peau.

    15 mars. — 10 cc. de culture dans les veines.

Mort le 16, matin.

Lapin II (2.280) :

    14 mars. — 2 cc. de macération de rate, sous la peau.

    15 mars. — 10 cc. de culture, dans les veines.

    16 mars. — Etat général médiocre, diarrhée.

Survie.

Lapin III (1.750 gr.) :

    14 mars. — 0 gr. 5 de macération de moelle, sous la peau.

    15 mars. — 10 cc. de culture, dans les veines.

Mort le 16 matin.

Lapin IV (2.170 gr.) :

    14 mars. — 2 cc. macération de moelle sous la peau.

    15 mars. — 10 cc. de culture dans les veines.

Mort en 5 heures.

Lapin V (2.170 gr.), témoin :

    15 mars. — 10 cc. de culture, dans les veines.

Mort en 5 heures.

Lapin VI (2,050), témoin :

    15 mars. — 10 cc. de culture, dans les veines.

Mort le 16 matin.

Des deux lapins à sérum, le lapin à 1 cc. mourut le lendemain, et le lapin à 3 cc. en 5 heures environ.

En résumé :

Témoins : morts en quelques heures.

Traités par le sérum : morts comme les témoins.

Traités par la rate : mort en quelques heures et (dose forte) survie.

— par la moelle : morts comme les témoins.

Donc, chez les lapins, le sérum et la moelle ont été inefficaces ; la rate paraît avoir agi à dose faible.

### Expérience XLVII

#### (21 octobre 1899)

Expérience sur l'action préventive de la rate et de la moelle osseuse du mouton-éberth, vis-à-vis de l'infection sous cutanée du cobaye par l'éberth.

Notre mouton-éberth, qui était immunisé par injections sous-cutanées de toxine d'ébert R, étant mort le 21 octobre 1899, dans les circonstances que nous avons relatées plus haut, on recueillit à l'autopsie, le jour même de la mort :

1° le sang du cœur ;

2° Un gros fragment de rate, que l'on broya immédiatement avec du bouillon stérilisé (environ 10 cc. pour un fragment comme une grosse noisette) ; cette émulsion fut filtrée immédiatement sur papier-filtre stérilisé ;

3° La moelle osseuse des deux humérus et des deux fémurs, qui fut traitée de même.

Le sérum et les deux produits de filtration furent conservés à la glacière.

Culture d'éberth R en bouillon de 24 heures.

Cobaye I (P = 450 gr.) :

    24 octobre. — Sous la peau, 3 cc. de macérat. de rate.

    24    —        id.     20 cc. de culture.

    25    —      Sphacèle, état général assez bon.

Survie.

Cobaye II (P = 600 gr.) :

    24 octobre. — Sous la peau, 3 cc. de macérat. de rate.

    24     —          id.        20 cc. de la culture.

    Mort le 26, matin.

Cobaye III (P = 520 gr.) :

    24 octobre.— Sous la peau, 3 cc. de macérat. de rate.

    24     —          id.        20 cc. de la culture

    Mort le 26, matin.

Cobaye IV (P = 420 gr.) :

    Même traitement que cobaye III.

    Mort le 27 matin.

Cobaye V (P = 380 gr.), témoin :

    24 octobre. — Sous la peau, 20 cc. de culture.

    Mort le 26, matin.

Cobaye VI (380 gr.) témoin :

    24 octobre. — Sous peau, 20 cc. de culture.

    Mort le 27, matin.

Des deux cobayes à sérum, le cobaye à 1 cc. meurt le 28 octobre ; le cobaye à 2 cc. meurt également le 28.

En résumé, la moelle a été inefficace ; le sérum a retardé la mort ; la rate semble avoir été inefficace chez un sujet, très efficace chez l'autre.

### Expérience XLVIII

#### (24 octobre 1899)

Expérience sur l'action préventive de la rate et de la moelle osseuse du mouton-éberth vis-à-vis de l'infection intraveineuse du lapin par l'éberth.

Culture d'éberth R en bouillon de 18 heures, donnée à la dose de 7 cc. dans les veines, 24 heures après l'injection intraveineuse du sérum et des macérations (mêmes matières que dans l'expérience précédente).

Témoins meurent en 15 heures et 18 heures.

Traités par le sérum, survie (1 cc.) et mort en 17 jours (premier).

Traités par la rate (2 cc.), morts en 2 jours 1/2.

Traités par la moelle (2 cc.), un mort en 15 heures, l'autre d'embolie.

Donc, ici, le sérum a été très efficace ; la moelle a été inefficace ; la rate semble avoir donné un léger retard.

### Expérience XLIX

#### (23 déc. 1899)

Expérience sur l'action préventive de la rate et de la moelle osseuse du mouton-éberth vis-à-vis de l'injection sous-cutanée de toxines d'éberth chez le cobaye.

Cultures filtrées d'éberth R.

Pour sérum, macération de rate et de moelle, voir l'expérience précédente ; tout est donné sous la peau du cobaye, simultanément, la culture filtrée à la dose de 20 cc.

Les résultats furent les suivants :

Deux témoins : un meurt en trois jours, l'autre survit.

Deux traités par sérum (2 cc. chacun), survie ;

Deux traités par rate (3 cc. chacun), survie ;

Deux traités par moelle (3 cc. chacun), morts en un jour et demi et deux jours.

Donc, la moelle a été favorisante ; le sérum et la rate paraissent avoir été efficaces.

## Expérience L

(23 oct. 1899)

Expérience sur l'action préventive de la rate et de la moelle osseuse du mouton-éberth vis-à-vis de l'infection sous-cutanée du cobaye par le bactérium coli.

Culture de coli 2 en bouillon de 48 heures, donnée le 23 octobre à la dose de 10 cc. sous la peau des cobayes.

Les matières préventives sont les mêmes que dans l'expérience précédente ; elles sont données le 22, soit 24 heures avant la culture.

Deux témoins : un meurt en 24 heures ; l'autre survit, mais après avoir fait une maladie plus grave que les traités.

Deux cobayes, traités par sérum (2 cc. chacun), survie ;

Deux cobayes, traités par rate (2 cc. chacun), survie ;

Deux cobayes, traités par moelle (3 cc. chacun), survie.

Tous les cobayes traités présentèrent de l'œdème, du sphacèle, mais furent moins malades que le cobaye témoin qui survécut.

Donc, dans cette expérience, sérum, rate et moelle semblent avoir été à peu près également efficaces à l'égard de l'infection sous-cutanée du cobaye par le coli.

C. — EXPÉRIENCES AVEC LA RATE ET LA MOELLE OSSEUSE DE SUJETS IMMUNISÉS PAR DES CULTURES VIVANTES DANS LES VEINES.

### Expérience LI

(9 juin 1899)

Expérience sur l'action préventive du sérum et de la rate d'un chien vis-à-vis de l'infection sous-cutanée du cobaye par le coli

Un chien avait reçu, du 30 mars au 25 mai 1899, une série d'injections intraveineuses de coli (S, U).

Il est sacrifié le 8 juin par section sous-bulbaire de la moelle.

On recueille le sang du cœur et à peu près le 1/10 du volume total de la rate, que l'on broie avec 20 cc. de bouillon et une petite quantité de verre stérilisé. Sérum et émulsion sont conservés 24 heures à la glacière.

Culture de coli Z en bouillie de rate de 5 jours, à la dose de 1 cc. sous la peau.

Le sérum et la rate sont donnés 7 heures avant la culture.

Les deux témoins meurent en 36 et 40 heures.

Cobaye à 1/5 cc. de sér. : mort en 36 heures.

Cobaye à 2 cc. de sér. : mort en 3 jours et demi.

Cobaye à 2 cc. de macér. de rate : mort en 3 jours.

Cobaye à 1/2 cc. de macér. de rate : survie.

La rate a donc exercé une action préventive, surtout à petite dose.

Chez le lapin, les mêmes matières, données sous la peau 7 heures avant l'introduction de la culture, dans les veines (5 cc. de coli Z en bouillon de 18 heures), donnent les résultats suivants : rate sans influence à haute dose, sensiblement retardante à petite dose ; sérum à haute dose (1 cc.) procure survie (le lapin à petite dose de sérum meurt d'embolie).

## Expérience LII

### (23 juillet 1899)

Expérience sur l'action préventive de la rate de chien immunisé par injections intraspléniques et intraveineuses de coli vis-à-vis de l'infection intraveineuse de coli chez le lapin.

Un chien est immunisé, du 25 mai au 11 juillet 1899, par des injections intraspléniques de coli U, puis par 5 injections intraveineuses de coli Z ; il est sacrifié le 22 juillet ; on retire le sang du cœur ; on prend trois ou quatre gros fragments dans la rate, représentant environ le volume de deux noix ; on les broie dans 30 cc. de bouillon ; on conserve cette émulsion à la glacière.

Culture de coli Z en bouillon de 18 heures.

La matière préventive et la culture sont données en même temps. On constate un effet préventif à peu près égal de la rate et du sérum, se traduisant par la survie du lapin, à 1 cc. de sérum et la survie du lapin, à 2 cc. de macération de rate, alors que les deux témoins meurent en 24 heures et 7 jours.

## Expérience LIII

(20 mars 1900)

Expérience sur l'action préventive de la rate et de la moelle osseuse d'un agneau immunisé exclusivement par des injections intraveineuses de cultures complètes de coli vis-à-vis de l'infection intraveineuse chez le lapin.

Un agneau fut immunisé depuis le 7 octobre 1899 jusqu'au 5 mars 1900, par injections intraveineuses de cultures complètes de coli (1, 2, 3, R, Z) ; il reçut ainsi, dans cet intervalle, 141 cc. de culture

Ce sérum aglutinait coli R au 1/1.000, et éberth R au 1/200.

Le 17 mars, soit 12 jours après la dernière injection, il fut saigné par la carotide, jusqu'à arrêt de l'écoulement sanguin ; on recueillit le sang, la rate et la moelle osseuse, qui furent broyés avec du verre pilé dans le double de leur poids d'eau stérilisée et conservés 18 heures à la glacière.

Culture de coli Z en bouillon de 48 heures.

Sérum, rate et moelle (rate et moelle sont filtrées sur papier stérilisé) sont injectés sous la peau des lapins, 24 heures avant l'injection intraveineuse de 8 cc. de la culture.

Les résultats furent les suivants :

Témoins : morts en 15 heures et 48 heures ;

Traités par sérum : morts en 15 heures (1 cc.) et 4 jours (3 cc.) ;

Traités par rate : morts en 4 jours (2 cc.) et 10 jours (1/2 cc.) ;

Traités par moelle : morts en 20 heures (1/2 cc.) et 4 jours (2 cc.).

Les trois substances paraissent donc avoir exercé une influence légèrement préventive ; la rate a été très sensiblement plus efficace.

## D. — Expériences avec la rate et la moelle osseuse d'animaux infectés

### Expérience LIV

#### (31 mai 1899)

Expérience sur l'action préventive de la rate de lapin infecté vis-à-vis de l'infection intraveineuse du lapin par le coli

Un lapin succombe, le 31 mai, à une injection intraveineuse de coli U qu'il avait reçue quelques jours auparavant. On recueille immédiatement le sang du cœur et la rate que l'on broie avec du verre pilé stérilisé et du bouillon ; l'émulsion est conservée à la glacière.

Culture en bouillon de coli U de 18 heures.

Le 1er juin, la macération de rate est donnée sous la peau, 6 heures avant l'injection de 5 cc. de la culture dans les veines.

Témoins : morts en 18 et 40 heures ;

Lapin à 1 cc. de rate : mort en 24 heures ;

Lapin à 1 cc. de rate : mort en 8 jours ;

Lapin à 1 cc. de sang : mort en 18 heures ;

Lapin à 1 cc. de sang : mort en 3 jours et demi.

Il semble donc ressortir une certaine influence empê-

chante du sang, et mieux encore de la rate d'un lapin
mort d'infection par le coli vis-à-vis de l'infection intraveineuse du lapin par le même coli.

### Expérience LV

(10 mars 1899)

Une expérience, faite le 10 mars, avec la rate et la
moelle osseuse d'un chien mort d'infection aiguë par le
coli, montre un effet préventif de la moelle et surtout de
la rate, vis-à-vis de l'infection intraveineuse du lapin par
le coli.

En effet :

Le lapin témoin meurt en 12 heures ;

Le traité par la moelle en 4 jours ;

Le traité par la rate en 10 jours.

### Expérience LVI

(10—21 mars 1900)

Expérience sur l'action préventive de la rate et de la moelle osseuse du
mouton, coli n° 2, vis-à-vis de l'infection intraveineuse du cobaye par le coli

Notre mouton n° 2 ayant succombé, le 19 mars 1900,
à une injection intraveineuse, dans les circonstances que
nous avons relatées plus haut, on recueille un fragment
de rate et la moelle osseuse des fémurs et des humérus ;
on broie ces tissus avec le double de leur poids d'eau
salée ; ces émulsions sont conservées à la glacière.

Le 20 mars, on injecte, sous la peau, le sérum, la macération de rate et de moelle à des cobayes.

Le 21 mars, on injecte dans la jugulaire de ces cobayes,

2 cc. 5 d'une culture de coli 3 en bouillon de 18 heures.

Témoins (2) : morts en 15 heures ;

Traités (2) par le sérum : morts en 15 heures ;

Traités par la rate : mort en 15 heures et (forte dose) survie ;

Traités par la moelle : morts en 15 heures et (forte dose) 24 heures.

La rate semble donc avoir seule exercé une action préventive à forte dose chez le cobaye.

### Expérience LVII

#### (20—21 mars 1900)

Expérience sur l'action préventive de la rate et de la moelle osseuse du mouton, coli nº 2, vis-à-vis de l'infection intra-veineuse du lapin par le coli

Mêmes matières préventives et même culture que dans l'expérience précédente.

Le 20 mars, on injecte le sérum, la macération de rate et de moelle sous la peau de lapins.

Le 21 mars, on injecte 10 cc. de la culture dans les veines de ces lapins.

Témoins : morts en 15 et 10 heures ;

Traités par le sérum (1 cc. et 3 cc.) : morts tous les deux en 4 jours ;

Traités par la rate : morts en 4 jours (1/2 cc.) et 5 jours (2 cc.) ;

Traités par la moelle : morts en 15 heures (1/2 cc.) et 24 heures (2 cc.).

Donc, chez le lapin, le sérum et la rate ont exercé une action préventive ; la moelle a été inefficace.

De l'ensemble de nos expériences sur la rate et la moelle osseuse, nous nous croyons autorisé à conclure que la moelle osseuse, recueillie dans les conditions les plus diverses, ne manifeste généralement aucune propriété préventive, et que la rate des animaux immunisés ou infectés se montre tantôt supérieure et tantôt inférieure au sérum, mais que jamais elle ne nous a paru présenter sur le sérum une supériorité marquée.

# CHAPITRE X

VUE D'ENSEMBLE SUR LES RÉSULTATS EXPÉRIMENTAUX.
INTERPRÉTATION ET CRITIQUE

Après avoir indiqué dans les chapitres précédents le détail de nos diverses expériences, après avoir exposé les faits que nous avons constatés, il nous semble qu'il ne sera pas sans intérêt d'essayer, dans un chapitre terminal, d'embrasser ces faits dans une vue d'ensemble et de tenter une explication des résultats obtenus. Après l'analyse, la synthèse. Pour ne pas marcher à l'aventure dans cet exposé, nous ferons porter successivement ces quelques considérations générales:

1° Sur les méthodes d'immunisation ;

2° Sur les méthodes d'épreuve des sérums ;

3° Sur les propriétés de ces sérums ;

4° Sur les propriétés de la rate et de la moelle osseuse.

*1° — Quelques considérations générales sur les diverses méthodes d'immunisation.*

Une constatation qui s'impose de prime abord, c'est que l'on a pu obtenir des sérums doués de la propriété préventive à l'aide des méthodes d'immunisation les plus diverses. Ainsi qu'on a pu le voir d'après l'historique et d'après nos propres expériences, on a pu obtenir des sérums préventifs, soit par l'emploi de cultures chauffées, soit par l'emploi de cultures filtrées, soit par l'emploi de cultures vivantes données en injections intraveineuses.

Nous avions espéré, d'abord, que c'est cette dernière méthode qui devait nous donner les meilleurs résultats, pour des raisons que nous avons déjà exposées dans un chapitre antérieur. Mais elle ne nous a pas donné un meilleur sérum que l'immunisation par les cultures filtrées, qui a sur elle l'avantage d'être d'une application plus facile et moins dangereuse.

Nous préconisons donc la méthode d'immunisation par les cultures filtrées. Mais il est nécessaire d'injecter la plus grande quantité possible de toxines, en rapprochant les injections autant que le permet la façon de réagir de l'animal.

Les cultures filtrées que nous injections étaient très peu toxiques ; elles nous ont donné, cependant, des sérums antitoxiques.

Il est enfin une méthode que nous n'avons pas mise en pratique et qui paraîtrait cependant devoir donner de bons résultats, c'est la méthode qui a été employée par Albarran et Mosny pour la sérothérapie de l'infection urinaire, et qui consiste à injecter à l'animal que l'on veut immuniser contre un microbe donné des extraits d'organes d'animaux infectés par ce même microbe. Il est évident que de cette façon l'on injecte les toxines élaborées au sein même de l'organisme, tandis que, dans les produits retirés de nos cultures *in vitro* par des procédés plus ou moins compliqués, nous ne sommes pas sûrs, ainsi que le fait remarquer Funck, avec juste raison, de posséder la véritable toxine. Le sérum si antitoxique obtenu par Chantemesse peut être très actif vis-à-vis de la toxine isolée par l'auteur, mais l'on peut toujours se demander si l'on a bien là affaire à la véritable toxine, et si, par suite, le sérum obtenu sera réellement efficace dans la pratique.

Dans un chapitre antérieur, nous avons dit les raisons qui nous ont fait employer plusieurs races de coli pour l'immunisation de nos animaux. Nous devons avouer que le résultat n'a pas répondu à notre attente. Il est vrai qu'il faut ajouter que la jument, qui était immunisée par plusieurs races de coli, avait reçu, relativement à son poids, une quantité de toxines bien moins considérable que notre mouton-coli n° 2, immunisé par une seule race de coli.

Abstraction faite de cette remarque, nous dirons que c'est le mouton qui nous a paru être l'espèce animale la plus propre à donner un sérum efficace.

Le cobaye nous a aussi donné un bon sérum, mais son immunisation est difficile, et cette espèce ne se prête pas aux nécessités de la pratique.

L'agneau et le chien, quel que soit le mode d'immunisation employé, nous ont toujours fourni des résultats assez médiocres.

Or, ces deux animaux supportaient très bien nos injections ; la réaction qu'ils présentaient était presque nulle.

Par suite, nous croyons que, pour l'obtention d'un sérum colibacillaire ou antityphique efficace, il faut tenir grand compte non seulement de l'espèce animale employée, mais aussi de la façon dont l'animal réagit aux injections. A ce point de vue, l'âge de l'animal nous paraît devoir entrer sérieusement en ligne de compte.

C'est ainsi que nos agneaux ont toujours admirablement supporté nos injections, et cela dès le début, tandis que nos moutons, bien qu'en cours d'immunisation depuis longtemps, réagissaient cependant avec beaucoup plus d'intensité. Il n'est peut-être pas sans intérêt de rapprocher ce fait de ce qu'on observe dans l'espèce humaine, où l'on sait que la fièvre typhoïde est très rare dans le jeune âge.

C'est quand l'animal réagit le plus aux injections que son sérum paraît devoir être le plus efficace.

Un autre fait également qu'il nous paraît bon de signaler, c'est la difficulté d'entretenir l'immunisation prolongée d'un animal vis-à-vis du bacille coli ou du bacille d'Eberth. Le pouvoir préventif du sérum semble atteindre assez rapidement son maximum ; la continuation de l'immunisation ne fait pas augmenter ce pouvoir préventif, qui semble même plutôt pouvoir diminuer quand l'animal est en cours d'immunisation depuis un temps assez long. Il peut même se produire, sous l'effet de cette immunisation prolongée, des dégénérescences graves de certains organes, notamment du foie, ainsi que nous l'a montré l'autopsie de notre mouton-coli n° 2.

### 2°. — Quelques considérations générales sur les méthodes d'épreuve des sérums

Nous avons dit, dans un chapitre antérieur, les raisons qui, à l'encontre de la plupart des auteurs, nous ont fait délaisser l'infection intrapéritonéale comme méthode d'épreuve de nos sérums, et employer, à sa place, l'infection intraveineuse. De l'efficacité de la première méthode, on ne peut pas rigoureusement conclure à l'efficacité des deux autres.

Il est facile, en effet, d'obtenir un sérum actif à l'égard de l'infection péritonéale ; nous avons même vu, dans le chapitre III, que le sérum d'un animal neuf peut être actif dans ce cas. Dans l'infection péritonéale, on a affaire à un processus en grande partie local, qui vient se compliquer, en outre, de phénomènes d'agglutination quand le sérum est donné dans le péritoine en même temps que la culture. Or que demande-t on surtout à un sérum ? c'est d'être efficace à l'égard de l'infection générale. Cette infection générale, mélange d'infection et d'intoxication, ce n'est pas par l'injection intrapéritonéale que nous l'obtiendrons, mais bien par l'injection sous-cutanée, ou, mieux encore, par l'injection intraveineuse. Ce sont précisément ces deux derniers modes d'infection que nous avons employés pour l'épreuve de nos sérums.

La méthode qui se prête le mieux à la réalisation de l'infection générale est certainement l'injection intraveineuse. L'injection sous-cutanée est certainement inférieure, car les phénomènes généraux se compliquent de phénomènes locaux d'ordre gangreneux contre lesquels le sérum nous a paru inefficace. Quand on opère par infection sous-cutanée, il faut du reste avoir bien soin de ne pas donner le sérum au même endroit que la culture ; le sérum nous a paru moins efficace dans ce cas.

Nous pensons donc que l'épreuve du sérum vis-à-vis de l'infection intraveineuse est de beaucoup la meilleure. Nous croyons que lorsqu'un sérum se montre préventif vis-à-vis de l'infection intraveineuse, c'est qu'il est antitoxique, et non pas seulement bactéricide, tout au moins lorsque l'injection détermine rapidement la mort des animaux témoins.

Mais, précisément, le grand ennui auquel on se heurte dans la pratique, c'est la difficulté que l'on a d'être maître de la virulence de sa culture. Tout d'abord cette virulence est en général assez faible. On a vu plus haut nos essais de culture dans un milieu spécial (bouillie de rate) pour essayer d'accroître cette virulence. De plus, en se plaçant dans des conditions en apparence absolument identiques, on obtient souvent des cultures ou des toxines d'activité totalement différente. Que l'on joigne à cela la grande variabilité individuelle que l'on observe souvent chez les animaux d'expérience, lapins et cobayes, et l'on pourra se faire une idée de l'ensemble de faits vraiment déconcertants avec lesquels se trouvent aux prises les auteurs qui s'occupent de la sérothérapie de la fièvre typhoïde. Mais rien ne sert à récriminer contre les faits. Il vaut mieux essayer de les expliquer. C'est ce que nous allons tâcher de faire. Depuis longtemps, l'étude de la sérothérapie de la fièvre typhoïde est stationnaire. Des hypothèses sont nécessaires pour essayer d'expliquer les faits, pour susciter des expériences nouvelles qui nous montreront ou bien que nous sommes dans un labyrinthe inextricable, ou bien qui nous indiqueront la nouvelle voie dans laquelle devra s'engager la sérothérapie de la fièvre typhoïde.

Nous pensons, avec M. le professeur Rodet, que les effets si variables provoqués par les cultures du bacille d'Eberth et du bacille coli peuvent s'expliquer par la multiplicité des produits toxiques sécrétés par ces microbes. Suivant la conception générale de M. Bouchard, nous admettons l'existence de produits déterminant des effets aigus, de produits exerçant une action plus prolongée et tuant à la longue, de produits à effets généraux (eux-mêmes multiples), de produits à effets locaux.

Nous admettons même que ces produits sont variables d'une culture à l'autre.

Cette hypothèse nous servira non seulement pour expliquer la variabilité des effets des cultures, mais surtout pour expliquer les particularités présentées par le sérum, ainsi que nous allons le voir dans le paragraphe suivant.

### 3° — Quelques considérations générales sur les propriétés des sérums

Nous signalerons tout d'abord la propriété agglutinative de nos divers sérums, bien que l'étude de cette propriété ne rentre pas dans le cadre que nous nous sommes tracé. D'une façon générale, nos divers sérums ont montré une propriété agglutinative très marquée, par rapport à leur propriété préventive. De l'ensemble de nos observations, nous nous croyons autorisé à conclure qu'il n'y a pas de parallélisme entre le pouvoir agglutinatif et le pouvoir préventif et que les sérums peuvent être très agglutinants, tout en étant peu préventifs.

Nous avons obtenu des sérums doués de la propriété préventive. Ils se sont, en effet, montrés efficaces vis-à-vis de l'infection intraveineuse, épreuve que nous considérons comme de beaucoup la meilleure. Par les expériences où nos sérums se sont montrés préventifs vis-à-vis de l'infection intraveineuse, alors que les témoins ont succombé rapidement, nous nous croyons autorisé à conclure, ainsi que nous l'avons dit plus haut, que nos sérums sont doués de la propriété antitoxique et non pas seulement de la propriété bactéricide.

L'efficacité de nos sérums paraît être maxima quand ils sont donnés 24 heures avant la culture infectante.

Notre sérum coli est actif à l'égard de l'infection par l'Eberth et réciproquement.

Il est difficile d'étudier la propriété curative proprement dite du sérum, précisément à cause de la brutalité d'action des cultures.

Néanmoins, on a pu voir plus haut, dans certaines de nos expériences, les effets curateurs du sérum administré à plusieurs reprises après l'infection.

Cependant, dans certaines de nos expériences, on a pu voir que le sérum s'était montré inefficace. Comment expliquer ce fait ? C'est ici que l'hypothèse que nous avons formulée plus haut de la multiplicité des produits toxiques du bacille d'Eberth et du B. coli va nous être d'une grande utilité.

Supposons que nous immunisions un animal quelconque, un mouton par exemple, à l'égard de l'un de ces bacilles. Pour cela, nous lui injectons des toxines brutes. Mais, d'après notre hypothèse, ces toxines brutes contiennent des produits divers que nous désignerons, pour la facilité de l'exposition, par les lettres A, B, C. Je suppose que A par exemple, provoque la formation chez notre mouton d'une antitoxine correspondante A', mais que B et C ne provoquent pas la formation d'antitoxines. Qu'en résultera-t-il au point de vue des propriétés du sérum de notre mouton ? Il en résultera que notre sérum sera actif vis à vis de A, mais inactif à l'égard de B et de C. Éprouvons maintenant la valeur de notre sérum. Pour cela, nous injectons une culture à des cobayes, par exemple. Nous donnerons le sérum avant la culture ou en même temps. Si la culture injectée contient A, notre sérum neutralisera l'effet de A par son antitoxine A'; mais si la culture ne contient pas A, ou le contient en quantité relativement faible par rapport aux autres éléments toxiques, l'antitoxine A' ne servira pas; le sérum sera inefficace. En d'autres termes, il nous paraît résulter des faits observés que le sérum ne contient pas des matières antagonistes à l'adresse de tous les éléments toxiques.

Ces hypothèses nous paraissent nécessaires pour expliquer certaines particularités singulières de nos expériences; c'est d'abord le fait, en apparence paradoxal, qui consiste en ce que, dans une même expérience, une dose modérée de sérum est efficace, tandis qu'une dose plus grande sera inefficace, quelquefois même favorisante. En second lieu, le deuxième fait remarquable auquel nous faisons allusion est que le même sérum peut se montrer plus actif à l'égard d'une infection très aiguë qu'à l'égard d'une infection très bénigne, et qu'il peut même être nettement favorisant dans le cas où la matière infectante ne tue pas les témoins.

Il nous paraît bien difficile d'expliquer ces faits sans invoquer l'existence dans les cultures de produits toxiques divers qui ne seraient pas tous neutralisés par le sérum.

Cette interprétation n'est pas sans analogie avec celle d'Ehrlich, qui admet dans les cultures du bacille de Loeffler des produits toxiques multiples (toxoïdes, épitoxoïdes ou toxones) qui se distinguent par une grande inégalité dans leur affinité pour l'antitoxine. On observe, en effet, que : 1° lorsqu'on laisse vieillir la toxine, la dose neutralisante du sérum change; 2° lorsqu'on cherche l'écart entre la dose d'antitoxines qui neutralise exactement la toxine (absence d'œdème) et la dose qui laisse mourir le cobaye d'expérience après le délai de 4 jours, on constate que cet écart de dose d'antitoxines est variable d'une toxine à l'autre et pour une même toxine suivant son âge. Tels sont les faits qui ont conduit Ehrlich à admettre que les substances contenues dans la toxine sont multiples et douées d'une affinité inégale pour l'antitoxine.

Nous admettons donc que notre sérum n'est pas doué de propriétés antitoxiques complètes, de telle sorte que, si dans la matière infectante, prédominent les éléments qu'il n'est pas capable de neutraliser, il sera évidemment inefficace ; il pourra même être favorisant pour peu que le sérum de l'animal immunisé ait quelque action nocive à l'égard de l'animal d'expérience. Si nous ne craignions de faire trop d'hypothèses, nous penserions aussi que la rétention dans le sang de l'animal immunisé des produits toxiques non modifiés peut contribuer peut-être à l'action favorisante.

Les schémas suivants faciliteront peut-être la compréhension de notre hypothèse :

Éléments toxiques { A provoque la formation d'une antitoxine A'.
B, C ne provoquent pas la formation d'antitoxines

Donc, le sérum d'immunisé { contient A' qui neutralise A.
ne contient pas d'antitoxines pour B, C.

Dans l'infection d'épreuve { A est neutralisé par le sérum.
B, C ne le sont pas.

Récemment, Wassermann, cherchant à expliquer le peu d'efficacité des sérums antityphiques, a supposé qu'il était dû à ce que le sérum des immunisés, riche en matière intermédiaire, ne contenait pas suffisamment de matière complémentaire. Nous avons déjà exposé cette théorie de Wassermann dans notre historique; nous nous bornerons à y renvoyer le lecteur. Nous croyons devoir faire remarquer ici que l'auteur vise un effet bactéricide, le sérum et les bactéries étant introduits dans le péritoine simultanément, tandis que, dans nos expériences faites par injection intraveineuse, il nous paraît certain que c'est surtout un effet antitoxique qui est en cause, beaucoup plus qu'un effet bactéricide. Nous ne nions pas que la condition invoquée par Wassermann ne puisse entrer en ligne de compte, mais il ne nous paraît pas qu'elle suffise à expliquer les faits que nous avons observés.

### 4° *Quelques considérations générales sur les propriétés de la rate et de la moelle osseuse.*

De nos diverses expériences à ce sujet, nous nous croyons autorisé à tirer les conclusions suivantes :

La moelle n'a donné dans aucun cas des résultats meilleurs que le sérum, au contraire.

La rate a donné manifestement des effets préventifs, tantôt un peu plus, tantôt un peu moins que le sérum, autant qu'il est possible de comparer les doses de l'un et de l'autre; mais jamais son pouvoir préventif ne s'est montré assez supérieur à celui du sérum pour que son emploi paraisse préférable à celui de ce dernier, et pour que nous admettions qu'elle est le foyer de production des anticorps typhiques.

## CONCLUSIONS

On peut obtenir des sérums doués de la propriété préventive à l'égard du B. d'Eberth et du B. coli à l'aide des méthodes d'immunisation les plus diverses.

La méthode qui nous a paru le plus efficace est l'immunisation par cultures filtrées. Mais, il est nécessaire d'injecter la plus grande quantité possible de toxines en rapprochant les injections autant que le permet la façon de réagir de l'animal.

Nos sérums sont actifs à l'égard de l'infection intraveineuse que nous considérons comme la meilleure méthode d'épreuve des sérums. Ils n'agissent pas seulement comme bactéricides, mais comme antitoxiques.

Notre sérum coli est actif à l'égard de l'infection par le B. d'Eberth et réciproquement.

Les sérums obtenus ne sont jamais doués d'une grande puissance. Cela tient, croyons-nous, à ce qu'ils ne contiennent pas de produits neutralisants pour tous les éléments toxiques des cultures du bacille d'Eberth et du bacille coli.

Le tissu splénique des animaux immunisés ne présente pas de propriété préventive nettement supérieure à celle du sérum ; la moelle osseuse leur est notablement inférieure.

# INDEX BIBLIOGRAPHIQUE

1. ABEL. — Cf. Lœffler.
2. ACHARD et BENSAUDE. — Agglutination des divers échantillons d'eberth et des bacilles paratyphiques. — Soc. de biologie, 1896.
3. ALBARRAN et MOSNY. — Recherches sur la sérothérapie de l'infection urinaire. — Académie des sciences, 1896.
4. — Congrès de Nancy, 1896.
5. ALESSI. — Centralbl. für Bakter., Bd XV, p. 228.
6. ARLOING. — Etiologie de la fièvre typhoïde ; relations entre le bacille coli et le B. d'Eberth. — Congrès international de Londres, 1891.
7. BARGELLINI. — Contributo allo studio della immunita vaccinale. — Revista d'Igiene e Sanita publica, 1894.
8. BAUMGARTEN et WOLFFOWICZ. — Ueber Infections-Versuche mit Typhus-bacillus. — Beitrage zur Path. Anat. und allg. Path., 1887.
9. BEUMER und PEIPER. — Zeitschr. f. Hyg., Bd I et II, 1887.
10. — Zeitschr. f. klinische Medizin, Bd XXVIII, Heft 3 und 4.
11. BOKENHAM. — Recherches expérimentales sur la sérothérapie de la fièvre typhoïde. — Sem. Méd., 1898.
12. BITTER. — Zeitschr. f. Hyg., 1892, Bd XII.
13. — Ueber die bacterienfeindlichen Stoffe thierischer Organe. — Zeitschr. f. Hyg., Bd XII, 1892.
14. BOUCHARD. — Les microbes pathogènes, 1892. — Baillière, éd., Paris.
15. BOIX. — Soc. de Biologie, 1893, p. 113.
16. — Soc. de Biologie, 1895, p. 439.

17. BRIEGER, KITASATO, WASSERMANN. — Ueber Immunität und Gift-festigung. — Zeitschr. für Hyg., 1892, Bd I.

18. BRIEGER und FRÆNKEL. — Untersuchungen über Bacteriengifte. — Berliner klinische Wochenschr., 1890.

19. BRUSCHETTINI. — Sulla immunita contro il tifo. — Riforma med., 1892.

20. BUCKNER. — Archiv. f. Hygiene, Bd X, 1890.

21. CELLI et VALENTI. — Sur l'étiologie de la dysenterie. — Sem. méd., 1899.

22. CHANTEMESSE et WIDAL. — Annales de l'Institut Pasteur, 1888.

23. CHANTEMESSE. — Soc. de Biol., 1896, p. 215.

24. CHANTEMESSE et WIDAL. — Bulletin médical, 1891, n° 82.

25. — Ann. de l'Inst. Past., 1892.

26. — Soc. de Biol., 1897.

27. CHANTEMESSE. — Congrès de Madrid, 1898.

28. CHARRIN. — Soc. de Biol., 1896, p. 1.028.

29. COURMONT. — Soc. de Biol., 1896, p. 688.

30. DEMEL (Cesaris) et ORLANDI. — Sulla equivalenzia biologica dei prodotti del B. coli e del B. typhi. — Archiv. per le sc. med., Torino e Palermo, 1893, XVII.

31. DEUTSCH (Ladislas). — Ann. Past., sept. 1899.

32. DOMINICI. — Cf. Gilbert.

33. ENDERLEN. — Münch. med. Wochenschr., 1891, n° 13.

34. FRÆNKEL. — Cf. Brieger.

35. — Dtsch. med. Wochenschr., 1893, n° 41.

36. FUNCK. — La sérothérapie de la fièvre thyphoïde. — Bruxelles, Lamertin, éd., 1895.

37. GILBERT et GIRODE. — Soc. de Biol., 1891, p. 302.

38. — Soc. de Biol., 1891, p. 332.

39. GILBERT et DOMINICI. — Soc. de Biol., 1893, p. 1.033.

40. GILBERT. — Soc. de Biol., 1893, p. 214.

41. GIRODE. — Soc. de Biol., 1893, p. 570.

42. GRUBER. — Theorie der aktiven und pass. Immunität gegen Cholera Typhus, u. s. w. — Münch. med. Wochenschr., 1896.

43. GRUBER et DURHAM. — Eine neue Methode zur raschen Erke-nung des choleravibrio und der Typh. bac. — Münch. m. W., 1896.

44. HAFKINE. — Ann. de l'Inst. Pasteur, 1890.

45. HAMMERSCHLAG. — Ein Beitrag zur Serumtherapie. — Dtsche med. Wochenschr., 1893.

46. JEZ. — Traitement de la fièvre typhoïde par l'extrait d'organes de typhiques. — Bulletin méd., 1899, n° 24.

47. — Sur l'action antitoxique et thérapeutique du sang humain, après la guérison de la fièvre typhoïde. — Wiener med. Woch., 7 mai 1898.

48. KAST. — Valeur des antipyrétiques médicamenteux. — Congrès de Wiesbaden, 1896.

49. KIONKA. — Versuche über die Bacterientödte Wirkung des Blutes. — Centralblatt f. Bakt., Bd XII, p. 321.

50. KITASATO. — Cf. Brieger.

51. KLEMPERER. — Archiv. für experimentelle Pathologie und Pharmakologie, Bd XXXI, Heft 4 u. 5.

52. KLEMPERER und LEVY. — Ueber Typhus-Heilserum. — Berlin. Klin. Wochenschr., 1895, p. 601.

53. KOCH. — Ueber bacteriologische Forschung. — Centralblatt f. Bakt., 1890, p. 563.

54. KOLLE. — Cf. Pfeiffer.

55. KRAUS und BUSWELL. — Wiener med. Wochenschr., 1894.

56. LÉPINE et LYONNET. — Pouvoir préventif de la rate chez le chien immunisé contre le bacille typhique. — Soc. méd. de Lyon, 2 juillet 1898.

57. LESAGE. — Essais de sérothérapie contre le coli-bacille. — Médecine moderne, 1897.

58. LEWASCHOW. — Wratsch., 1893, n° 35, 36, 37 und 38.

59. LŒFFLER et ABEL. — Sur les caractères spécifiques du pouvoir curatif du sérum des animaux contre le B. thyphique ou le B. coli. — Centralb. f. Bakt., Bd XIX.

60. LYONNET, MÉRIEUX et CARRÉ. — Essais d'immunisation du cheval contre le bacille typhique. — Lyon-Médical, 1897.

61. MARTIN (Odilon). — Les méthodes de prophylaxie et de thérapeutique de la fièvre typhoïde fondées sur la microbiologie. — Thèse de Montpellier, 1897.

62. MONTUORI. — Influenza dell'ablazione della milza sul potere microbicida del sangue. — Centr. f. Bakt., 1893, Bd XIII, p. 670

63. Mosny. — Cf. Albarran.

64. Neisser. — Zeitschr. f. Klin. med., XXIII.

65. Nicolle. — Soc. de biol., 1898.

66. Orlandi. — Cf. Demel.

67. Peiper. — Congrès de méd. int. de Munich, 1893.

68.   —   Cf. Beumer.

69. Pfeiffer et Kolle.—Deutsch. med. Wochenschr.,1896, 19 mars.

70.   —   —   —   —   1896, 12 nov.

71.   —   —   —   —   1894.

72. Pfeiffer. — Deutsch. med. Wochenschr., 1894, n° 48.

73. Péré. — Ann. de l'Inst. Past., 1892.

74. Ramond. — Fièvre typhoïde expérimentale. — Th. Paris, 1898.

75. Right. — La Rif. med., 1893, p. 170.

76. Richet et Héricourt. — Comptes rendus de l'Ac. des Sc., t. CVII, p. 690.

77.   —   —   Idem, p. 748.

78.   —   —   Soc. de Biol., 2 mars 1889.

79. Rodet. — Soc. de Biol., juillet 1896.

80.   —   —   1897, p. 868.

81.   —   —   1897, p. 871.

82.   —   —   1898, p. 774.

83.   —   —   1898, p. 758.

84. Rodet et G. Roux. — Archives de médecine expérimentale et d'anat. path., t. IV, n° 3.

85.   —   —   Bulletin médical, 1892, n° 39, p. 865.

86. Roger. — Soc. de Biol., 1893, p. 459.

87. Rovighi. — Riforma med., VI, 1890.

88. Rummo. — Wiener medizinische Wochenschr., 1891, n° 19-21.

89. Sanarelli. — Ann. Inst. Pasteur, 1892, p. 721.

90.   —   —   —   1894, p. 103.

91.   —   —   —   1894, p. 353.

92. Sicard. — Cf. Widal.

93. Smith. — Centralb. f. Bakt., 1892, Bd XI, p. 502.

94. Stern.   —   —   1891, Bd X.

95.   —   —   —   1893.

96.   —   —   —   1894, p. 335.

97.   —   —   —   1894, p. 1.008.

98. Tenm. — Annali dell' Istituto d'Igiena sperimentale della Università di Roma, vol. 3.

99. Vallet. — Le B. coli com. dans ses rapports avec le bacille d'Eberth. — Thèse de Lyon, 1892.

100. Wassermann. — Sem. Méd., 1898, p. 311.

101.   —    Berliner Klin. Wochens., 7 mars 1898.

102.   —    Sem. Méd., mai 1900.

103. Widal et Nobécourt. — Soc. de Biol., 1897.

104. Widal et Sicard. — Soc. de Biol., 1896.

105. Widal et Lesné. — Soc. de Biol., 10 juin 1899.

106. Widal. — Cf. Chantemesse.

107. Wright et Semple. — Brith. med. journ., 1896-97.

108. Zaïdmann (Mlle). — Contribution à l'étude expérimentale du pouvoir pathogène des bacilles d'Eberth et coli. Injec-intraspléniques. — Thèse de Montpellier, 1900.

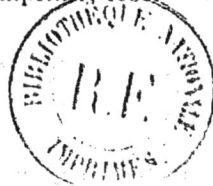

# TABLE DES MATIÈRES

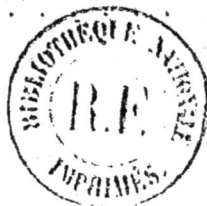

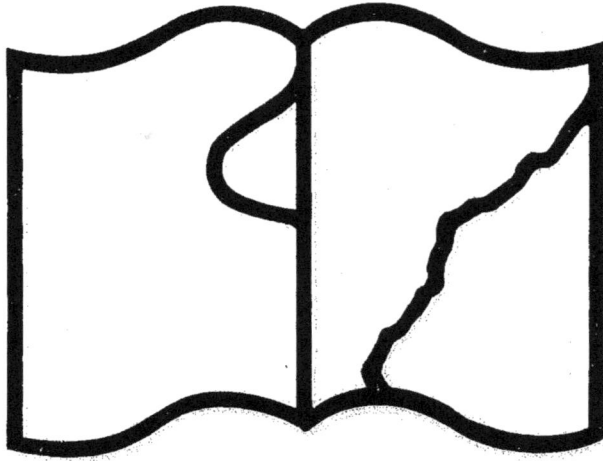

Texte détérioré — reliure défectueuse

**NF Z** **43**-120-11

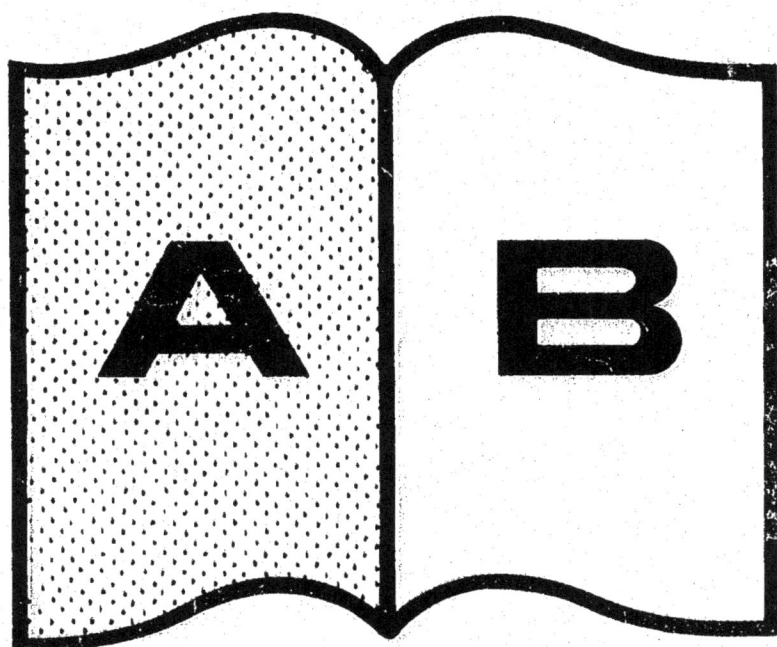

Contraste insuffisant

**NF Z 43**-120-14

www.ingramcontent.com/pod-product-compliance
Lightning Source LLC
Chambersburg PA
CBHW060608210326
41519CB00014B/3602